U0388666

家有良医

家有内科医生
远离心脑血管病

张之瀛 ◎主编

王扬 ◎副主编

黑龙江科学技术出版社
HEILONGJIANG SCIENCE AND TECHNOLOGY PRESS

图书在版编目（CIP）数据

家有内科医生．远离心脑血管病 / 张之瀛主编．--
哈尔滨：黑龙江科学技术出版社，2018.5
（家有良医）
ISBN 978-7-5388-9600-8

Ⅰ．①家… Ⅱ．①张… Ⅲ．①心脏血管疾病－防治②
脑血管疾病－防治 Ⅳ．① R5

中国版本图书馆 CIP 数据核字 (2018) 第 058644 号

家有内科医生 远离心脑血管病

JIA YOU NEIKE YISHENG YUANLI XIN NAO XUEGUAN BING

作　　者	张之瀛	
项目总监	薛方闻	
责任编辑	马远洋	
策　　划	深圳市金版文化发展股份有限公司	
封面设计	深圳市金版文化发展股份有限公司	
出　　版	黑龙江科学技术出版社	
	地址：哈尔滨市南岗区公安街 70-2 号　邮编：150007	
	电话：（0451）53642106　传真：（0451）53642143	
	网址：www.lkcbs.cn	
发　　行	全国新华书店	
印　　刷	深圳市雅佳图印刷有限公司	
开　　本	685 mm × 920 mm　1/16	
印　　张	13	
字　　数	180 千字	
版　　次	2018 年 5 月第 1 版	
印　　次	2018 年 5 月第 1 次印刷	
书　　号	ISBN 978-7-5388-9600-8	
定　　价	39.80 元	

目 录
CONTENTS

Part1 防治心脑血管病，从了解它开始

Part2 常见心脑血管病，应该这样防治

Part3 吃对食物，防治心脑血管病

Part4 选对中药材，防治心脑血管病

Part5 这些食物，心脑血管病患者不宜吃

Part6 穴位外治，早日恢复健康

Part7 生活防护，运动锻炼和好心情不能少

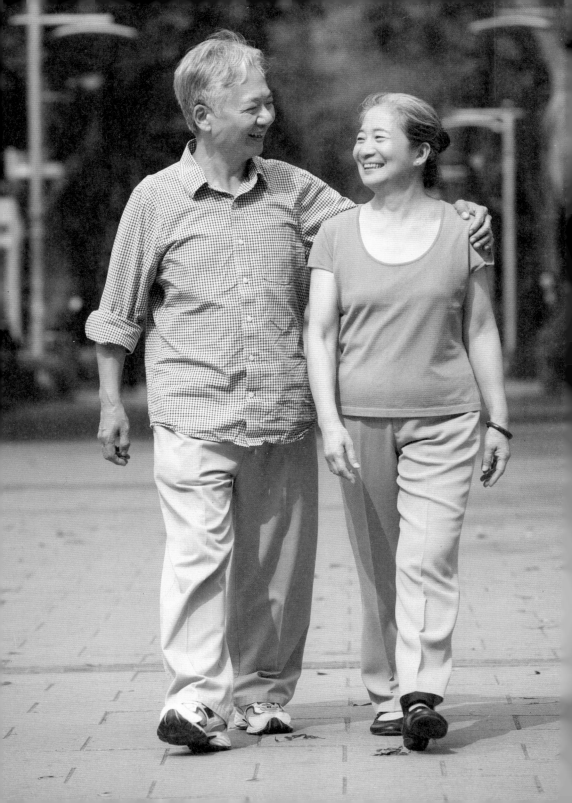

Part 1

防治心脑血管病，从了解它开始

目前心脑血管疾病已取代癌症成为致死率最高的疾病，心脑血管疾病的防治一直是一个难题。越来越多的中年人由于各种不健康的生活方式，比如熬夜、应酬、焦虑等患上了心脑血管疾病。突然的心跳加速、偶尔呼吸急促、神情恍惚等，其实都预示着心脑血管疾病。

什么是动脉血管

动脉是运送血液离开心脏的血管。动脉管壁厚，弹性大，管内血流速度快。

动脉多分布在身体较深处，但在颈部可以摸到颈动脉的搏动，在腕部可以摸到桡动脉的搏动。

✚ 动脉的结构特点

动脉血管就是一棵参天大树

动脉是运送血液离开心的血管，从心室发出后，反复分支，越分越细，最后移行于毛细血管。就像大树一样，从大树的主干到树的细小分枝，逐渐变细。动脉血管根据不同的直径分为大动脉、中动

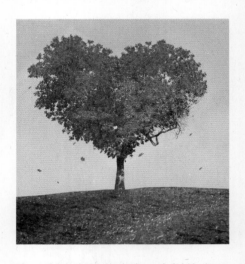

脉、小动脉和微动脉。大树的主干负责运输养分，承担风雨，而细小分枝负责把养分传递给叶子及果实生长。动脉血管也一样，大动脉管壁较厚，能承受较大的压力。大动脉管壁弹性纤维较多，有较大的弹性，心室射血时管壁扩张，心室舒张时管壁回缩，促使血液继续向前流动。中、小动脉，特别是小动脉管壁的平滑肌较发达，可在神经体液调节下收缩或舒张，以改变管腔和大小，影响局部血流阻力。更加微小的微动脉负责滋养脏器，把营养物质传递到不同的器官。

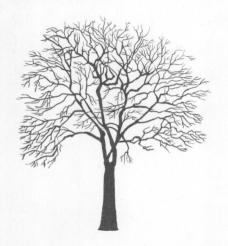

动脉血管的基本结构

就像大树分为树皮、树干等结构一样。血管的构造也很有讲究：内膜由内皮、内皮下层、内弹性膜组成。内皮下层位于内皮之外，为较薄的疏松结缔组织，内含少量平滑肌纤维。内弹性膜由弹性蛋白构成，弹性膜上有许多小孔。在中动脉的横切面上，因血管壁收缩，使内弹性膜呈波浪状，可作为内、中膜的分界线；中膜较厚，主要由10～40层平滑肌组成，故称肌性动脉；在平滑肌之间有少量弹性纤维和胶原纤维。平滑肌纤维的舒缩可控制管径的大小，调节器官的血流量。大、中动脉结构没有明显差别。管径在0.3～1mm之间的为小动脉，管壁结构与中动脉相似，但各层均变薄，内弹性膜明显，中膜含数层平滑肌，外弹性膜不明显，平滑肌舒缩可使管径变小，增加血流阻力，因此小动脉也称外周阻力血管；管径在0.3mm以下者为微动脉，管壁由内皮和1～2层平滑肌构成，外膜较薄。

此外平滑肌纤维具有产生结缔组织和基质的功能；外膜厚度与中膜相近，由疏松结缔组织组成。在外膜与中膜交界处有外弹性膜相隔，外膜中有小血管、淋巴管神经分布。就像大树一样，层层相连，不同组织发挥不同作用，不同类型

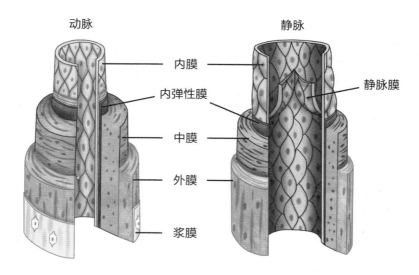

动脉   静脉

内膜

内弹性膜

静脉膜

中膜

外膜

浆膜

的动脉也发挥不同的生理作用。大动脉管壁弹性纤维较多，有较大的弹性，心室射血时管壁扩张，心室舒张时管壁回缩，促使血液继续向前流动。中、小动脉，特别是小动脉管壁的平滑肌较发达，可在神经体液调节下收缩或舒张，以改变管腔和大小。

大动脉的结构特点

大动脉又称弹性动脉，如主动脉、肺动脉、无名动脉、颈总动脉、锁骨下动脉和髂总动脉等。大动脉与中动脉是渐变的，其间没有明显界限。内膜比中动脉内膜厚，内弹性膜与中膜的弹性膜相连续；中膜最厚，主要由40～70层有孔的

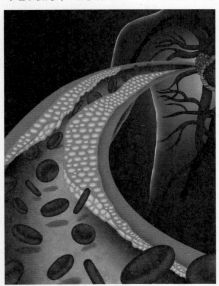

弹性膜构成，故又称弹性动脉。在弹性膜之间还有平滑肌及少量胶原纤维和弹性纤维；外膜较薄，由结缔组织构成，其中有营养血管、淋巴管、神经等。外弹性膜与中弹性膜相连，故分界不清。

✚ 动脉血管的基本类型

大动脉

大动脉包括主动脉、无名动脉、肺动脉、颈总动脉、锁骨下动脉、椎动脉和髂总动脉等。大动脉的管壁中有多层弹性膜和大量弹性纤维，平滑肌则较少，故又称弹性动脉。大动脉管壁结构特点如下。

（1）内膜：有较厚的内皮下层，内皮下层之外为多层弹性膜组成的内弹性膜，由于内弹性膜与中膜的弹性膜相连，故内膜与中膜的分界不清楚。

（2）中膜：成人大动脉有40～70层弹性膜，各层弹性膜由弹性纤维相连，弹性膜之间有环形平滑肌和少量胶原纤维和弹性纤维。中膜基质的主要成分为硫酸软骨素。

（3）外膜：较薄，由结缔组织构成，没有明显的外弹性膜。外膜

逐渐移行为周围的疏松结缔组织。

中动脉

除大动脉外，其余凡在解剖学中有名称的动脉大多属中动脉。中动脉管壁的平滑肌相当丰富，故又名肌性动脉。中动脉管壁结构特点如下。

（1）内膜：内皮下层较薄，内弹性膜明显。

（2）中膜：中动脉的中膜较厚，由10～40层环形排列的平滑肌组成，肌间有一些弹性纤维和胶原纤维。

（3）外膜：厚度与中膜相等，多数中动脉的中膜和外膜交界处有明显的外弹性膜。

小动脉

管径在0.3~1mm之间的动脉称为小动脉。小动脉包括粗细不等的几级分支，也属肌性动脉。较大的小动脉，内膜有明显的内弹性膜，中膜有几层平滑肌，外膜厚度与中膜相近，一般没有外弹性膜。

微动脉

管径在0.3mm以下的动脉，称微动脉。内膜无内弹性膜，中膜由1～2层平滑肌组成，外膜较薄。

➕ 动脉的系统组成

运动的血液

心脏规律地舒缩，将血液断续地射入动脉，心脏收缩时大动脉管

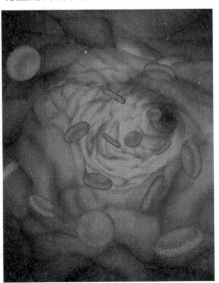

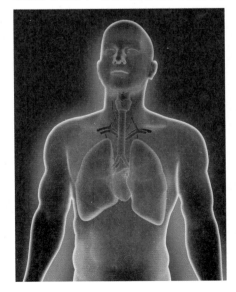

径扩张，而心脏舒张时，大动脉管径回缩，故动脉血流是连续的。中动脉中膜平滑肌发达，平滑肌的收缩和舒张使血管管径缩小或扩大，调节分配到身体各部和各器官的血流量。小动脉和微动脉的舒缩，能显著地调节器官和组织的血流量，正常血压的维持在相当大程度上取决于外周阻力，而外周阻力的变化主要在于小动脉和微动脉平滑肌收缩的程度。

神奇的细胞

血管壁内有一些特殊的感受器，如颈动脉体、颈动脉窦和主动脉体。颈动脉体位于颈总动脉分支处管壁的外面，是直径2～3mm的不甚明显的扁平小体，主要由排列不规则的许多上皮细胞团索组成，细胞团或索之间有丰富的血窦。电镜下上皮细胞分为两型：Ⅰ型细胞聚集成群，胞质内含许多致密核心小泡，许多神经纤维终止于Ⅰ型细胞的表面；Ⅱ型细胞位于Ⅰ型细胞周围，胞质中颗粒少或无。

血管与神经

生理学研究表明，颈动脉体是感受动脉血氧、二氧化碳含量和血液pH值变化的化学感受器，可将该信息传入中枢，对心血管系统和呼吸系统进行调节。主动脉体在结构和功能上与颈动脉体相似。颈动脉窦是颈总动脉分支处的一个膨大

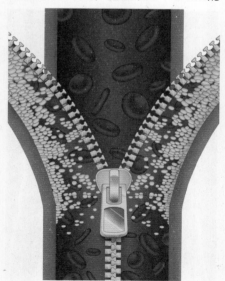

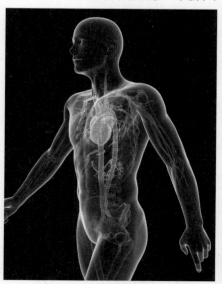

部，该处中膜薄，外膜中有许多来
源于舌咽神经的形态特殊的感觉神
经末梢，能感受因血压上升致血管
扩张的刺激，将冲动传入中枢，参
与血压调节。

血管与时间

动脉管壁结构的发育到成年
时才趋完善。可能由于心脏和动脉
始终不停地进行着舒缩活动，似较
其他器官易发生损伤和衰老变化，
其中尤以主动脉、冠状动脉和基底
动脉等大动脉的变化较明显。中年
时，血管壁中结缔组织成分增多，
平滑肌减少，使血管壁硬度渐大。
老年时，血管管壁增厚，内膜出现

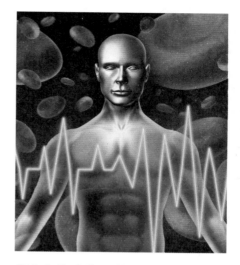

钙化和脂类物质等的沉积，血管壁
硬度增大。因此，只有在血管壁结
构的变化已超越该年龄组血管的变
化标准时，方能认为是病理现象。

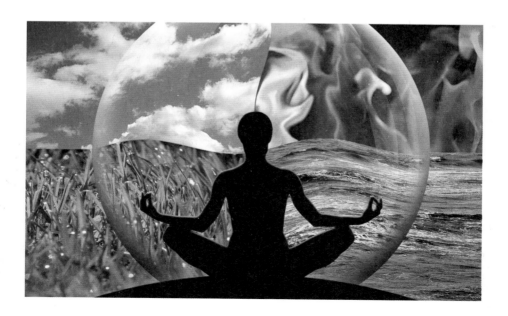

什么是心脑血管疾病

心脑血管疾病是心血管和脑血管疾病的统称，泛指由于动脉粥样硬化、血液黏稠、高脂血症、高血压等所导致的大脑、心脏和全身组织发生的出血性或缺血性疾病；它已经严重威胁了我们人类的健康，现今已经是50岁以上中老年人健康的常见病，它具有高死亡率、高患病率和高致残率的特点，即使应用目前最先进、完善的治疗手段，仍有50%以上的脑血管意外幸存者生活不能完全自理，全世界每年死于心脑血管疾病的人数高达2000万人，是各种致死疾病的首位。

虽然心脑及全周血管疾病带来的危害巨大，但却是可防可治的。健康的生活方式，控制体重，远离吸烟和酗酒，规律作息。想要保护血管必须预防先行。

✚ 心血管疾病

心血管疾病，又称为循环系统疾病，是一系列涉及循环系统的疾病。循环系统是指人体内运送血液的器官和组织，主要包括血管（动脉、静脉、微血管）、心脏。

病症的分类	心血管疾病按致病因素分类，常可分为先天性心血管疾病和后天性心血管疾病 按照病程分类，又可以分为急性心血管疾病和慢性心血管疾病两种
引起的原因	引起心血管疾病的病因主要是脂肪物质在动脉血管壁慢性沉积，形成局部损伤或粥样斑块，随着时间推移，这些局部损伤会逐渐增大、增厚，致使血管管径变细，降低了血流量、血管弹性，遂致心血管疾病来袭
临床的症状	心悸、气短、端坐呼吸、夜间阵发性呼吸困难、胸骨后的压迫性或紧缩性疼痛、胸闷不适、水肿、发绀、晕厥、咳嗽咯血、虚弱、嗳气、上腹痛、恶心、呕吐、左后背痛、左手臂痛等

✚ 脑血管疾病

脑血管疾病主要是指发生在脑动脉系统和静脉系统的一系列疾病。脑血管疾病是一种危害健康、威胁生命、影响劳动力的常见病和多发病。

脑部血管一般比较细，但数量多。安静情况下，脑的血液供应占全身供血量的20%。脑组织耗氧量占全身总耗氧量的20%～30%，而它又无能源物质的储备，故只能靠脑血液供应。脑由两对动脉干供血，脑动脉的最显著特点是对脑的血液供应起着重要的代偿和调节作用。脑动脉的另一个特点是动脉中膜、外膜与身体其他部位同等度动脉相比要薄。因此，如果老人进行剧烈运动或者跌倒，脑血管很可能破裂，引起脑出血。

病症的分类	脑血管疾病按病程分类，通常可分为急性脑血管疾病和慢性脑血管疾病两种。按性质分类，脑血管疾病又可以分为缺血性脑血管疾病和出血性脑血管疾病两种
引起的原因	①血管壁病变，是指动脉粥样硬化及血管发育异常等；②血压的变化，包括各种原因引起血压升高或血压骤然降低；③血液成分的改变；④心脏疾病，包括心律失常、脉搏异常等；⑤诸如药物中毒、药物过敏伴发的血管病变。 以上病因中，以高血压、动脉粥样硬化最为主要
临床的症状	①运动神经失灵即嘴歪、流涎、说话困难、吐字不清、失语、吞咽困难、肢体活动不灵等症状；②头晕、头痛，并且症状较重；③感觉功能障碍即面麻、肢体发麻、眼花、突然眩晕等症状；④精神恍惚即失眠、沉默寡言等，偶有意识丧失等症状；⑤植物神经功能紊乱即全身乏力、虚汗、心悸、胸闷、呃逆、恶心、呕吐等症状

什么是动脉粥样硬化

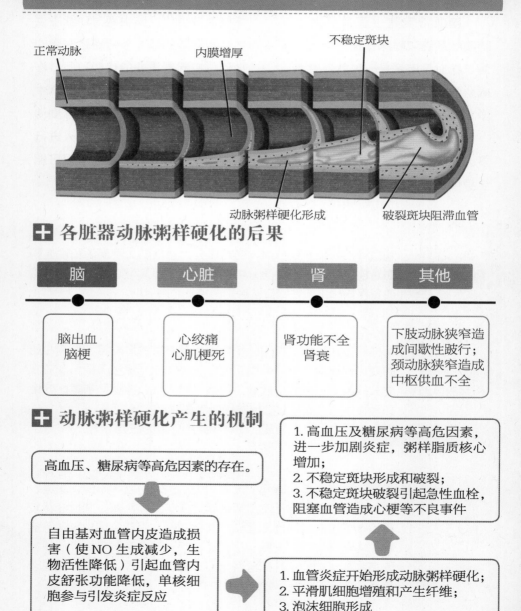

正常动脉

内膜增厚

不稳定斑块

动脉粥样硬化形成

破裂斑块阻滞血管

✚ 各脏器动脉粥样硬化的后果

脑	心脏	肾	其他
脑出血 脑梗	心绞痛 心肌梗死	肾功能不全 肾衰	下肢动脉狭窄造成间歇性跛行；颈动脉狭窄造成中枢供血不全

✚ 动脉粥样硬化产生的机制

高血压、糖尿病等高危因素的存在。

⬇

自由基对血管内皮造成损害（使 NO 生成减少，生物活性降低）引起血管内皮舒张功能降低，单核细胞参与引发炎症反应

➡

1. 血管炎症开始形成动脉粥样硬化；
2. 平滑肌细胞增殖和产生纤维；
3. 泡沫细胞形成

⬆

1. 高血压及糖尿病等高危因素，进一步加剧炎症，粥样脂质核心增加；
2. 不稳定斑块形成和破裂；
3. 不稳定斑块破裂引起急性血栓，阻塞血管造成心梗等不良事件

自我检测表

1.您的手是否发抖、发颤，做一些日常基本工作感到困难	□有 □无
2.您是否感到舌头发麻、发僵、说话不利索	□有 □无
3.您的睡眠是否很差、梦多或感觉老睡不醒，醒后又感到很累	□有 □无
4.您是否难以控制自己，情绪波动较大，经常无故地哭或笑	□有 □无
5.您在饭后胸骨后面憋胀得厉害，有时还冒冷汗	□有 □无
6.晚上睡觉您是否胸憋得难受，不能平躺	□有 □无
7.您的情绪激动时，是否心跳加快，胸部很不舒服	□有 □无
8.您在走路时间稍长或走路速度稍快时，便感到胸闷、气喘、心跳加快	□有 □无
9.您的胸部是否有时有刺痛感，一般是1~2秒即消失	□有 □无
10.您做一些原来很容易完成的活，是否感到特别累，并且感到胸闷、气喘	□有 □无
11.您是否时常看什么都不顺眼，对人对事都无原因发火	□有 □无
12.您是否经常心慌、胸闷	□有 □无
13.劳累时，您是否感到心前区疼痛或者出现左臂部放射性疼痛	□有 □无
14.早晨起床时，一下子坐起来，您是否感到胸部特别难受	□有 □无
15.您是否浑身乏力，不愿多说话	□有 □无
16.您是否有经常性头疼、头晕、耳鸣、视物不清、眼前发黑等现象	□有 □无
17.您是否感到思维缓慢、反应迟钝、记忆力减退、注意力不集中等	□有 □无
18.您的腿脚、手指尖或手指是否发麻，摸东西是否没有感觉，洗手洗脚是否感觉不出来水的冷热	□有 □无

　　如果您对上面的测试题有2~3项回答"有"，就说明您的健康已经出现了问题；如果您对上面的测试题有4~5项，甚至更多项回答"有"，那么您就必须及时去正规的医疗机构进行脑部血管病变检查，早诊断、早治疗。

引起心脑血管疾病的不良生活习惯

✚ 烟酒不断运动少，急速血管"老化"

不健康的生活习惯，例如抽烟、过量饮酒、缺乏运动等，会不同程度地诱发心脑血管病。抽烟或吸入过多二手烟的人群较处于无烟环境中的人群患心脑血管病的比例要高，这是由于烟中的烟碱会增加血浆中肾上腺素的含量，促使血小板聚集和内皮细胞收缩，导致血液黏度升高，损害血管壁，从而诱发脑梗死及心肌梗死。

适量饮酒可起到增加高密度脂蛋白胆固醇，减少血小板凝聚，降低血纤维蛋白原水平的作用，对保护心脑血管健康有一定的益处。然而，过量饮酒则会增加患心脑血管病的风险，因为酒精会加速脂肪酸的分解和释放，增加体内低密度脂蛋白胆固醇的含量，可能导致血脂升高；与此同时，过量饮酒还会促进肝脏合成胆固醇，加速动脉粥样硬化。

✚ 三餐肥肉厚酒，血管"垃圾"积聚如山

随着生活水平、经济水平的提高，人们的生活习惯、饮食习惯已经大大改变，以前由于经济条件有限，肉类、脂类食物偏少，蔬菜类、粗粮类偏多，现在我们的膳食水平已经大大提高，可以天天大鱼大肉，但是健康水平反而一降再降。尤其对于在外工作者，每天饮食接触最多的就是外卖、餐馆，但是往往这些餐馆由于为了使菜的味道够好，会添加很多不明的添加剂和重盐、重糖、重油，长期食用就会导致体内的血管垃圾（代谢废物、脂类）无法有效、正常的代谢，日积月累导致血管里形成粥样斑块，进而形成血栓，从而导致血管堵塞引起脑梗死、心肌梗死等危重疾病。

临床常见的心脑血管疾病表现

随着现代生活方式的改变、人口老龄化趋势的加剧，高血压、冠心病、心肌梗死、心律失常等心脑血管疾病患者日益增多，发病年龄也呈年轻化趋势。心脑血管疾病的发生和环境、个体、社会等因素有关，而且，这类疾病的死亡率、致残率、复发率也非常高。那么到底如何判断是否有心脑血管疾病呢？如何知道心脑血管疾病到时会有什么现象呢？下面随我来了解清楚。

➕ 心血管疾病表现

高脂血症

血脂主要指血清中的胆固醇和三酰甘油。无论是胆固醇含量增高，还是三酰甘油含量超标，都被称为高脂血症。高脂血症可直接引起动脉粥样硬化、冠心病等，也是导致高血压、糖尿病的一个重要危险因素。

冠心病

冠心病的全称是冠状动脉粥样硬化性心脏病，是中老年人心血管疾病中最常见的疾病。临床主要表现为心绞痛、心肌梗死、心力衰竭和猝死等，主要症状有：胸骨后疼痛，呈压榨样、烧灼样疼痛等。

心律失常

心律失常在中医里属于"心悸"范畴，发生时，患者心跳快而强，并伴有胸痛、胸闷、头晕等症状。引起心律失常的生理因素有：运动、情绪激动、吸烟、饮酒、冷热刺激等，发现后及时就医。

➕ 脑血管疾病表现

短暂性脑缺血发作

短暂性脑缺血发作又被称为一过性脑缺血发作，是颈动脉或椎-基底动脉系统发生短暂性血液供应不足，引起局灶性脑缺血导致突发的、短暂性、非不可逆性神经功能障碍。发作持续数分钟，常在30分钟内完全恢复。本病发病突然，多在体位改变、活动过度、颈部突然转动或屈伸等情况下发病。发病无先兆，有一过性的神经系统定位体征，一般无意识障碍，历时5～20分钟，但在24小时内能完全恢复。

如何诊断心脑血管疾病

我国是患心脑血管疾病的人口大国，并且该病的发病率呈逐年上升趋势，年龄呈年轻化状态。很多患者都没有清醒地认识到血管病变和心脑血管疾病的关系，而该疾病种类的多样化、疾病的年轻化使很多人手足无措。因此，我们要了解如何预防、如何提前筛查、通过什么样的检查能明确地知道自己是否有心脑血管疾病的潜在伤害，是非常必要的。

✚ 实验室检查

实验室检查主要包括常规血的多种生化检查：包括动脉粥样硬化时血液中各种脂质检查；急性心肌梗死时血肌钙蛋白、心肌酶的测定，心力衰竭时脑钠肽的测定等。

✚ 无创性器械检查

血压测定

血压测定包括诊所血压、家庭自测血压和动态血压监测。诊所血压是医生发现和诊断高血压患者最常见的手段。家庭自测血压是患者自己监测血压最为常见的手段。24小时动态血压监测有助于早期高血压的诊断，指导合理用药，更好地预防心脑血管并发症。

心电图检查

常规心电图：分析内容主要包括心率、节律、各传导时间、波形振幅、波形形态等，了解是否存在各种心律失常、心肌缺血/梗死、房室肥大或电解质紊乱等。

运动负荷试验：是目前诊断冠心病、心肌缺血最常用的一种辅助手段。通过运动增加心脏负荷而诱发心肌缺血，从而出现缺血性心电图改变的试验方法，常用活动平板运动试验、踏车试验等。

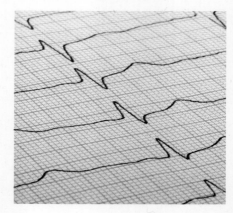

脑血栓形成

二维超声心动图：是应用超声波回声探查心脏和大血管，以获取有关心脏信息的无创性检查方法。是各种心脏超声检查技术中最重要和最基本的方法，也是临床上应用最广泛的检查。

多普勒超声心动图：就是大家常说的彩超。包括彩色多普勒血流显像和频谱多普勒，后者又分为脉冲多普勒和连续波多普勒，可分析血流发生的时间、方向、流速以及血流性质。图像比较直观，可很好地观察心脏各瓣膜的功能。

经食管超声：食管位置接近心脏，在此行心脏彩超检查可以提高许多心脏结构，尤其是左心房的可视性。常用于心房颤动患者明确左心房是否存在血栓。

X线胸片：能显示出心脏大血管的大小、形态、位置和轮廓，能观察心脏与毗邻器官的关系和肺内血管的变化。胸片检查虽然属于较简单的初步检查，可是在疾病的筛查过程中仍然有其自身的作用。

心脏CT：自新世纪以来随诊多层螺旋CT技术的发展，冠状动脉CT造影（冠脉CTA)发展迅速，逐渐成为评估冠状动脉粥样硬化有效的无创成像方法，是筛查和诊断冠心病的重要手段，广泛应用于全国各大医院。

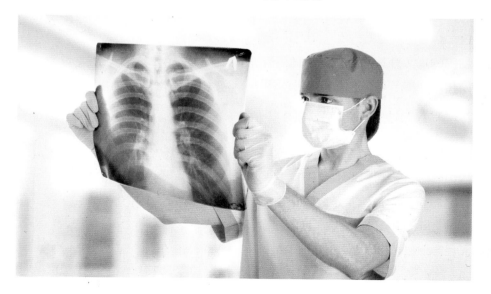

血脂、血压、血糖对心脑血管疾病的影响

高脂血症、高血压、高血糖又合称"三高"，这三者临床疾病的聚集并非偶然，它们可能单独存在，也可能相互关联；其实"三高"即是心脑血管疾病所包含的病症之一；"三高"严重威胁着人们的身体健康，而且与心脑血管疾病的发生也有着相当紧密的联系。

✚ 动脉粥样硬化形成的几种说法

动脉粥样硬化是心脑血管疾病的病理基础。那么，它是如何形成的，现阶段有以下几种说：

内皮细胞损伤学说：认为内皮细胞的局限性损伤是形成动脉粥样硬化过程的开端，然后血小板和移动的单核细胞被吸引到损害部位，并黏附于暴露的结缔组织。血小板释放血小板生长因子促进了肌细胞向内膜移动形成斑块。

单核细胞理论：是依附于内皮细胞之间的单核细胞变成了泡沫细胞和巨噬细胞，并形成了脂肪条纹。

液体渗透说：认为是血浆中含量高的脂质，尤其是低密度脂蛋白胆固醇沉积在动脉壁内膜，刺激结缔组织增生的结果。高脂血症引起内皮细胞损伤甚至出现灶性脱落，使内膜通透性增高，近而使血浆脂蛋白浸入内膜引起巨噬细胞的清除反应和血管平滑肌细胞增生并形成粥样斑块。

致突变学说：此学说认为动脉粥样硬化斑块内平滑肌细胞为单克隆性的，即一个突变的SMC产生子代细胞迁入内膜，分裂、增生形成斑块。引起突变的原因可能是化学致突变物质或病毒等。

受体缺陷学说：低密度脂蛋白被细胞摄取的量取决于膜上的低密

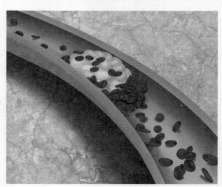

度脂蛋白受体数目的多少，细胞的低密度脂蛋白受体数目依细胞对胆固醇的需要而增减，以保证细胞不致摄入过多的胆固醇。随着巨噬细胞、内皮细胞和平滑肌细胞内堆积的脂质增多，超过了细胞的清除能力时，大量胆固醇积集于细胞内形成泡沫细胞而致动脉粥样硬化。

✚ 高脂血症对心脑血管的危害

大量科学研究及流行病学调查证明血浆低密度脂蛋白，极低密度脂蛋白水平的持续升高和高密度脂蛋白水平降低与动脉粥样硬化发病率呈正相关。富含三酰甘油的脂蛋白参与动脉粥样硬化形成。

血浆低密度脂蛋白被动脉壁细胞氧化修饰后即氧化低密度脂蛋白

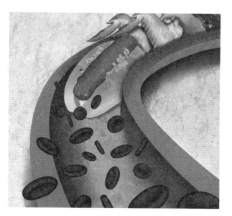

促进粥样斑块的形成。其主要机制是：①氧化低密度脂蛋白趋化单核细胞聚积内皮下，并对内皮细胞有细胞毒性，引起内皮细胞损伤，还能抑制内皮细胞对血管平滑肌张力的调节。②氧化低密度脂蛋白刺激血管壁细胞表达血小板源性生长因子，白细胞介素-1 等，促进平滑肌细胞增生并迁移至内皮下。氧化低密度脂蛋白不能被正常低密度脂蛋白受体识别而被巨噬细胞的清道夫受体识别，而快速摄取。

✚ 高血压对心脑血管的危害

长期高血压不能得到有效控制，可使动脉血管内膜损伤增生、增厚，同时伴有脂质的蓄积，从而使管腔面积受损，这也就是动脉粥样斑块形成的病理基础。

高血压通过引起动脉系统血管粥样硬化性改变，从而导致患者发生冠心病、脑梗死等心脑血管疾病。以下是关于高血压造成心脑血管疾病的机制：

（1）血压持续升高对血管的机械性作用、对血管内皮的切应力以及血管周围组织对管壁的牵张力，

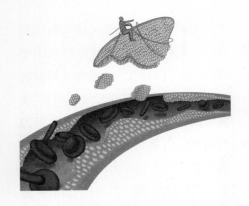

导致血管内皮功能障碍。血管内皮细胞可分泌多种活性物质，并通过激活血管紧张素转换酶活性，产生血管紧张素Ⅱ，引起血管收缩和平滑肌细胞增生，同时脂质蓄积，炎症反应启动，泡沫细胞形成，脂质核不断增大，导致动脉粥样硬化斑块形成。此外，血压升高还可引起血管内膜损伤，脂质沉积，使肥大的平滑肌细胞从血管中层向受损内膜浸润，并分泌胶原蛋白，形成纤维斑块，使管腔缩小，管壁应力增加，从而导致斑块破裂。

（2）高血压可导致血管壁结构改变和血管反应性增加。①血管中层结构改变：主要为血管平滑肌细胞增生、肥大，结缔组织含量增加，表现为管壁肥厚，尤其中层管壁肥厚。随着管壁增厚，在血流动力学的作用下，内膜易产生撕裂，引起内皮细胞功能屏障及内皮细胞受损。②血管内膜改变：主要表现为内皮细胞数量增加和形状改变、对大分子(包括脂蛋白)通透性增加、穿过内皮细胞进入内膜表面的白细胞数量增加。白细胞黏附于内膜后，在化学诱导因子或趋化因子的作用下即进入动脉壁。③血管反应性增加：血压持续升高时，血管对内皮细胞释放的收缩因子和神经激素的收缩反应显著增强，而对缺血、代谢物质的舒张反应减弱。

✚ 高血糖对心脑血管的危害

近年对动脉粥样硬化的形成已在细胞和分子水平上进行研究，糖尿病作为动脉粥样硬化最为重要的危险因子也从细胞和分子水平进行探讨。

动脉粥样硬化的形成与发展是一个复杂的过程。已知局部血流动力学改变，尤其是低切割力，动脉分支和弯曲区均有病变和好发处。血流减慢便于单核胞、血小板和一些分子如低密度脂蛋白等在这些地方会蓄积。其他因素如血管内膜内流增加、内皮细胞转换加快、单核

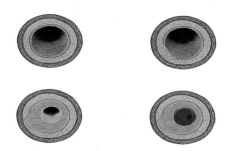

细胞聚集增多等均起作用。内膜中巨噬细胞、平滑肌细胞可产生活性氧自由基类，而且巨噬细胞可通过清道夫受体摄取氧化低密度脂蛋白，形成泡沫细胞，内含胆固醇，而毒性低密度脂蛋白又可导致泡沫细胞坏死，产生细胞外脂质沉积。平滑肌细胞向内膜转移并增生，合成并分泌胶原、弹性蛋白和蛋白聚精。内皮细胞抗血栓能力降低，斑块破裂，形成管壁血栓。此外，可有自身免疫性炎症反应，动脉外膜可有淋巴细胞浸润。

糖尿病患者易并发高脂血症，低密度脂蛋白、极低密度脂蛋白、三酰甘油升高，这些变化使内皮细胞脂蛋白脂酶活性降低，内皮素分泌增加，内皮细胞基底膜增厚，内皮细胞表面负电荷降低，通透性增强，低密度脂蛋白促进平滑肌细胞增生，加速动脉粥样硬化的形成。

同时糖尿病患者大中动脉中层纤维连接蛋白含量增加，葡萄糖可诱导纤维连接蛋白表达增强，血管内皮细胞合成并释放纤维连接蛋白使大中动脉弹性蛋白脆性增强。弹性蛋白含量降低，高浓度葡萄糖可使纤维连接蛋白和W型胶原含量增加，类胰岛素生长因子可促进平滑肌细胞复制从而发生增生，从而加速动脉粥样硬化的发生。

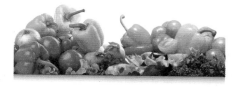

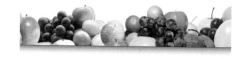

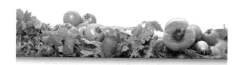

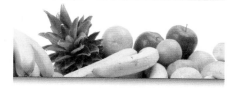

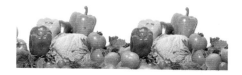

心脑血管疾病的易发人群有哪些

很久以来，"人群策略"即全人群干预措施被认为是最为经济、最为有效的。而吸烟、不合理饮食、过量饮酒和缺乏运动等不良的生活方式，以及高血压、糖尿病、肥胖等与心脑血管疾病密切相关。不同人群的心脑血管疾病风险不同，以下人群为心脑血管疾病高发人群。

✚ 有家族史者

尤其是父母或祖父母患脑血管病史者，患病率比一般人高。

✚ "三高"患者

高血压、高脂血症、糖尿病患者，是心脑血管疾病的高发人群。糖尿病、高血压患者发生动脉粥样硬化的机会要比正常人高30倍，若同时患有糖尿病和高血压，则患脑卒中、心肌梗死的危险性比正常人高2～4倍；高脂血症患者的低密度脂蛋白升高，易产生动脉内膜脂质沉积，引发动脉粥样硬化，导致心脑血管疾病。

✚ 肥胖人群

肥胖人群的身体存在太多不健康的因素，肥胖不仅可以引起高血压，也容易引发冠心病、胆囊炎、关节炎等诸多疾病。大部分的肥胖患者在生活中采用的是高脂肪、高胆固醇、高热量的饮食方式，并且缺乏运动，不善调理，易形成恶性循环，导致营养过剩，因此成为心脑血管疾病的高发人群。

✚ 老年人

老年人器官衰竭、老化加之高血压、高脂血症等危险因素没有得到良好控制，最终成为心脑血管疾病的高发人群。

✚ 饮食不规律人群

尤其是暴饮暴食，还有部分人的口味偏咸，在炒菜的时候总喜欢多加一些食盐，而食盐中的主要成分是氯化钠，过多食用的话，容易使机体中的钠盐过多，从而导致血管阻力增加，心血管的负担加大，促使血压升高，进而引发相应的心脑血管疾病。

✚ 抑郁症、焦虑症患者

这类患者容易出现情绪激动、精神紧张、脾气暴躁等情况，会使患高血压的风险增加，更易发生动脉粥样硬化。当抑郁症、焦虑症患者出现这类情绪时，很容易引起儿茶酚胺分泌量增多，使得心肌收缩力加强、心率加快、心搏出量增加，而血压的收缩压也增高，因此更容易发生动脉粥样硬化，进而引发心脑血管疾病。

✚ 吸烟人群

每吸一支烟，心率每分钟就可以增加5～20次，收缩压增加10～25毫米汞柱（1毫米=0.133千帕）。那些经常吸烟的人，身体受尼古丁影响，会出现冠状动脉痉挛、血液黏稠度增加等症状，导致血压升高、心肌缺氧，甚至引发心肌梗死、冠心病等，其心脑血管发病率和心肌梗死发生率较正常人高2～4倍。

✚ 办公室白领

现在的办公室白领，出入有汽车，上下楼有电梯，工作日坐在干净舒适的办公室里，对着电脑点点鼠标就能工作，休息日习惯熬夜，晚睡晚起已成常态。结果是导致越来越多的年轻白领处于亚健康状态，他们越来越缺乏运动，这样对血压、血脂、血糖的控制以及脂肪、胆固醇的调节不利，一不小心就很容易引发心脑血管疾病。

✚ 长期疲劳工作者

因长期缺乏运动、疲劳驾驶等，对身体危害很大，容易引起植物神经功能混乱，造成外周和心脑血管收缩、心电传导性改变和心肌缺血性改变，其发病率较高。

✚ 交际能手人群

有些工作者，有时因为工作的需要不得不饮酒，甚至有些是空腹饮酒，或是多种酒掺杂着喝，这样很容易刺激肠胃。饮酒过多也会造成热能过剩而导致肥胖，酒精经过转化还容易导致低密度脂蛋白增多，久而久之就容易引发心脑血管疾病。

正确认识胆固醇

胆固醇在体内可分为低密度脂蛋白胆固醇(简称"坏胆固醇"),能对动脉造成损害;而高密度脂蛋白胆固醇(简称"好胆固醇"),则具有清洁疏通动脉的功能。

✚ 低密度脂蛋白胆固醇的危险

血液中的低密度脂蛋白胆固醇增高与心脑血管疾病的发生有着密切的关系,已有确凿的证据且毋庸置疑。大量科研实践已经表明:血液中"坏胆固醇"危害很大,当"坏胆固醇"水平升高,会损伤血管,使得脂蛋白胆固醇颗粒沉积于血管壁,在血管壁上形成脂质斑块(即"动脉粥样硬化"),其逐渐增大,将导致血管狭窄,从而引发冠心病和脑卒中等心脑血管疾病。更危险的是,不稳定的斑块破裂或血栓脱落,会在短时间内堵塞血管,导致急性心肌梗死或脑中风,危及生命。"坏胆固醇"就像一个沉默的杀手,没有明显的症状却不断破坏着血管的健康,一旦发生心

肌梗死或脑梗死却为时已晚。

我国近30年的相关研究数据显示,国人冠心病死亡率增加,77%是由于血液胆固醇升高所引起。国际上研究结果也同样表明:"坏胆固醇"每降低1毫摩尔/升,人群全因死亡将降低 12%,冠心病死亡降低19%,主要心血管事件减少21%。触目惊心的事实告诉我们,控制 "坏胆固醇"升高,能够显著降低心血管事件、卒中风险及死亡,这也是心脑血管疾病一级、二级预防的重要内容。

✚ 血液中胆固醇的来源

血液中胆固醇来自两条途径,即外源性食物中胆固醇吸收(约占1/4)和体内胆固醇合成(约占3/4)。 对大多数健康人而言,可以通过自身补偿机制维持血胆固醇稳定。虽然食物中摄入的胆固醇对体内的血液中总胆固醇影响相对较小,但个体对胆固醇稳态调节能力差异很大,对膳食胆固醇敏感的人群占15%~25%。血液胆固醇水平

的升高，受来自膳食的多方面的影响。脂肪、胆固醇特别是饱和脂肪酸可以提高血液胆固醇的水平；植物性食物为主的膳食模式，膳食纤维、植物固醇等可以影响胆固醇的吸收或降低血液胆固醇的水平。膳食胆固醇主要来源于肥肉、鸡蛋、内脏等动物性食物，通常胆固醇高的食物也会富含饱和脂肪酸，即饱和脂肪酸与胆固醇食物同源。适量摄入动物性食品，对补充身体必要的营养成分是有益的；但随心所欲、大量无节制的摄入，势必会增加心脑血管疾病等慢性病风险。

需要强调的是，居民膳食指南是指导健康群体和大众的科学建议；针对已经患有高胆固醇血症的人群，特别是动脉粥样硬化患者，必须严格控制饱和脂肪和胆固醇的摄入。

✚ 胆固醇摄入不能毫无克制

任何营养素摄入都应当遵循适量的原则，过多过少都不利于健康。根据目前营养科学界对营养素摄入量上限制定方法，未制定上限有两种情况：一是无安全风险问题

不需要制定，二是科学数据缺乏无法制定。胆固醇未给上限当属于后者。

推荐每日小于300毫克胆固醇的摄入量，最早来源于1968年美国专业团体为预防心脑血管疾病而制定，后来美国和一些国家膳食指南均采用了这一建议。 近40年来，随着大量科学研究的开展，未发现每日300毫克总胆固醇摄入量与冠心病发病率和死亡率相关。因此，2013年中国营养学会在"中国居民膳食营养素参考摄入量"制定中去除了胆固醇上限数值，由于缺乏研究数据，也未制定新数值；2015年美国膳食指南同样取消了胆固醇上限数值。

应该明确的是，取消每日300毫克胆固醇摄入上限， 是指可以适当放宽，而非无节制、无限制多摄入胆固醇。随着人们膳食模式的改变，动物食品摄入增多，血胆固醇升高是不争的事实，心脑血管疾病的发病率也在升高。因此在预防心脑血管疾病膳食模式中仍需强调低胆固醇、低饱和脂肪酸的摄入。

✚ 及早预防心脑血管疾病

早干预、早治疗可最大限度地延缓心脑血管疾病的发生和发展，降低患心脑血管疾病的风险。

有效预防心肌梗死、脑卒中等心脑血管疾病的重要方法：食物多样，膳食平衡，保持营养均衡；不吸烟、不酗酒，改变不良生活习惯；科学运动，保持良好的精神状态。

对于心脑血管疾病患者和高危人群（如高血压、糖尿病或肥胖者），其高胆固醇血症往往是内源性生成的胆固醇增多，再加上清除障碍所致。因此，必须在膳食控制的基础上，使用降低"坏胆固醇"的药物。目前医学界公认"他汀"类药物是降低坏胆固醇水平最强且能显著减少心脑血管疾病发病风险的一线药物，大量研究已表明其长期治疗的疗效和安全性是有保障的。此外，心脑血管疾病的发生发展是一个缓慢而长期的过程，坚持药物治疗并使"坏胆固醇"长期控制在理想水平，才能带来心脑血管长期获益，最大程度减少"坏胆固醇"对心脑血管健康的影响。

✚ 几点建议

高脂血症、动脉粥样硬化等慢性病防控至关重要，能有效预防心脑血管疾病的发生、降低心脑血管疾病的死亡率。在此，我们建议：

（1）少油少盐；保持健康生活方式，积极运动、戒烟限酒，改变熬夜、久坐等不良的生活习惯。

（2）血液中胆固醇水平异常是心脑血管疾病的主要危险因素，大家应该特别注意自己的胆固醇水平，定期检测血脂状况，尤其是低密度脂蛋白的水平；对膳食胆固醇敏感的人群和代谢障碍的人群（高脂血症、动脉粥样硬化、冠心病等），必须强调严格控制膳食胆固醇和饱和脂肪的摄入。

（3）在采取健康生活方式、合理膳食的基础上，对心脑血管疾病患者和高危人群，使用他汀类药物，比如立普妥等药物控制"坏胆固醇"，这是预防心脑血管疾病的长效措施。

（4）存在健康方面的问题，应咨询医疗专业机构及专业人员，或通过访问专业和主流媒体等渠道咨询，做一个有健康素养的人。

心脑血管疾病治疗手段的介绍

对于已经诊断为心脑血管疾病的患者，除了改变生活方式以外，最重要的是如何治疗，下面为大家简单介绍一下心脑血管疾病的治疗手段：

➕ 药物治疗

对于一些患者，比如心脏冠状动脉粥样硬化狭窄50％的患者无须介入治疗，按时服药即可，这就是典型的药物治疗手段，其实绝大部分外科情况是需要药物治疗的，也是被大家最为熟知的。当然，对于很多做完手术的患者也需要药物治疗。

➕ 介入治疗

心脏冠脉和头颅血管介入治疗已经被大家所熟知，其实还有一些其他的介入手术比如房间隔缺失封堵手术、射频消融手术，等等。因为介入手术创伤小，术后恢复快，这些年发展迅速，已经被广大患者接受和熟知。

➕ 外科手术

外科手术较之介入手术创伤较大，但是外科手术也有其不可替代性，有些病变还是适合做外科手术。比如冠心病患者冠脉三支病变等比较严重的情况，再比如脑出血需要外科引流，等等。外科手术并不可怕，某些情况下，它是拯救患者的有效方法。

在疾病的救治过程中还有一些其他的治疗方法，以上是最主要的三种治疗方法。不同疾病、不同病变程度，采取不同的救治方法，做到具体情况具体分析。

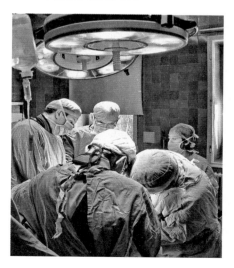

哪些食物有益心脑血管疾病

心脑血管疾病已经严重威胁人类的健康，即使应用目前最先进、完善的治疗手段，仍有50%以上的幸存者生活上不能自理，75%不同程度丧失劳动能力，40%重残。所以我们应该要学会以预防为主，平时从饮食开始防护。

➕ 低盐食物

心脑血管疾病是全球应该面对的主要疾病，每年因心脑血管疾病死亡的人高达1700万人，占总死亡人数的1/3。心脑血管疾病最主要的危险因素是高血压，而盐的过量摄入是导致血压升高的决定性因素。2016年5月权威杂志《柳叶刀》发表的一篇文章再次提出食盐摄入量与心血管事件呈U型曲线关系，这篇文章认为食盐摄入过高或者过低都会增加心血管疾病的发病风险。但是我们国家大部分人并没有做到低盐饮食，更不用说食盐摄入不足的问题，我们国家的主要问题还是高盐饮食。

科学的魅力在于它的开放性和可怀疑性。在减盐这个问题上，从以前减盐对血压是否有影响到现在减盐对于心血管疾病等方面的影响，争议已经持续近半个世纪之久。如今，减少食盐的摄入可以明显降低血压这一结论已经通过大量试验得到认证。那么到底每天吃多少盐合适呢？经过多项大型临床试验研究表明，食盐摄入量控制在5~6克每天是合适的，过多或过少都会增加心血管疾病的发病率。

综上所述，我国作为一个高盐饮食的国家，建议大家严格控制食

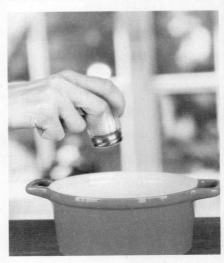

盐摄入量，同时不要矫枉过正。我们传统思想讲究中庸之道，我想这种思想可以指导我们在食盐摄入上的认识：既要控制不吃太多盐，也做到不吃太少的盐，适量为宜（每天5~6克）。

✚ 低脂食物

血脂代谢紊乱被认为是动脉粥样硬化最重要的危险因素，血清总胆固醇、三酰甘油、低密度脂蛋白胆固醇水平的升高及高密度脂蛋白胆固醇的降低被认为与增高的冠心病及缺血性脑卒中风险相关。血脂在血浆中不宜自由状态存在，必须与载脂蛋白结合后成为脂蛋白才能在体内转运。脂蛋白一般分为四类：高密度脂蛋白、低密度脂蛋白、极低密度脂蛋白和乳糜微粒，在机体内发挥不同的作用。在整个代谢过程中，低密度脂蛋白是运转胆固醇的主要形式，是"不好的胆固醇"。高密度脂蛋白，主要功能是参与胆固醇的逆向运转，将胆固醇运转至肝脏，在肝内转化为胆汁酸或直接通过胆汁排出体外，意味着"好的胆固醇"。胆固醇、三酰甘油、高密度脂蛋白、低密度脂蛋

白质和量的变化及代谢产物，都对心脑血管疾病的产生有重要影响。

脂类是脂肪及类脂的总称。脂肪是三脂肪酸甘油酯或称三酰甘油，而类脂包括胆固醇及其酯、磷脂及糖脂等。脂肪来源于烹调用油脂和食物本身所含的油脂，除食用油含约100%的脂肪外，含脂肪丰富的食品为动物性食物和坚果类。所有的脂肪均有饱和脂肪酸，单不饱和脂肪酸和多不饱和脂肪酸中脂肪酸按不同比例混合组成。含胆固醇较高的食物有畜肉内脏、禽类内脏、蛋黄、奶酪等，而且同时脂肪含量也高。将抗成年人每日摄入的胆固醇若增加100毫克，男性血液胆固醇水平将增高0.038毫摩尔/升，

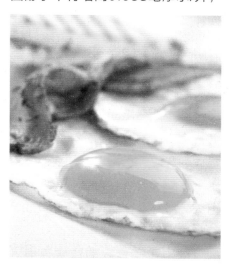

而女性增加0.073毫摩尔/升。研究发现，膳食中脂肪的数量和类型比胆固醇本身的数量更能影响血胆固醇水平。其一，来源于动物或植物中过多总脂或过多饱和脂肪可刺激机体代谢产生超出需要的胆固醇。其二，膳食中不饱和脂肪能降低血胆固醇水平。饱和脂肪酸摄入量过高也可导致血总胆固醇、低密度脂蛋白升高，继发引起动脉粥样硬化，增加患心脑血管疾病的风险。而且进食饱和脂肪的同时也食入了较多的胆固醇，进一步加重了患心脑血管疾病的风险。

依据膳食中脂肪与胆固醇的效应，可以将对敏感人群具有潜在升高血总胆固醇水平作用的食物分为两种类型：一类是含饱和的脂肪比例高的食物，如黄油、肥肉全脂奶制品、可可果和固态食用油。它们能刺激机体代谢产生更多胆固醇。另一类是含高胆固醇的食物（它们通常也含高的饱和脂肪），当超出机体调节能力时亦能增加血胆固醇水平。这一类食物有蛋黄、肥肉、内脏、海鲜、全脂奶制品、黄油、一些方便食品、猪油等。

依照我国传统的饮食习惯，

日常生活中我们并不经常或大量食用上述含有脂肪或胆固醇较高的食物。但近年来，随着生活水平的提高，脂肪与胆固醇的摄入量较前明显增加，由此而带来的高脂血症发病率明显增高。

➕ 高钾食物

不良的饮食结构和习惯会增加心脑血管疾病的危险因素，如摄入过量高脂高胆固醇食物、高盐饮食、进餐习惯不良等。世界卫生组织推荐成年人摄入钠的含量不应超过87毫摩尔/天（氯化钠＜5克／天）。国内外一些研究表明大多数人只注重限盐而忽略了增加钾的摄入量，钾和钠的排泄有相互促进作用，增加钾的摄入

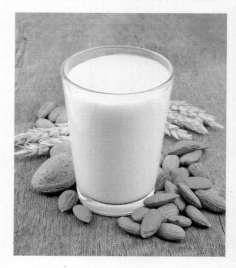

能促进钠的排泄，钠摄入量每增加1000毫克／天，心脑血管疾病死亡风险升高20%，而钾摄入量每增加1000毫克／天，风险降低20%。总之，高钾饮食有助于心脑血管疾病的预防。

正常成年人每日对于钾的需求量是2.5克，食物中富含钾，只要能够正常饮食一般能够摄入2~4克钾，可以满足基本需求。但是增加钾的摄入能促进钠的排泄，有助于降低心脑血管疾病。富含钾的食物可以按照自己的需要在食谱中经常"露面"。这类食物包括豆类、冬菇、黑枣、杏仁、核桃、花生、土豆、竹笋、瘦肉、鱼、禽肉类，根茎类蔬菜如苋菜、油菜及大葱等，水果

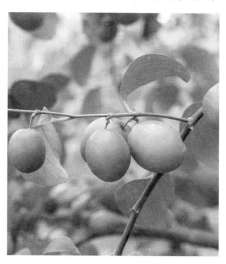

如香蕉、枣、桃、橘子等。鱼肉富含钾，对于心脑血管疾病患者也是首选的。

✚ 酒类饮品

关于如何饮酒适量，多少是适量？不同国家和地区制定的适量饮酒的标准不同。2005年美国膳食指南中明确指出，适量饮酒指女性平均每日饮酒不超过1个单位饮酒量，男性不超过2个单位，即每天酒精饮用量不超过24克，大致相当于12盎司(约340毫升)的啤酒(酒精含量为45毫升/升左右)，或4盎司(约114毫升)的葡萄酒(酒精含量为120毫升/升左右)，或1盎司(约28毫升)的白酒。同时应于进餐时饮用以降低酒精的吸收。澳大利亚酒精使用指南中规定，男性平均每日饮酒不超过4个单位饮酒量，并且在1天内饮酒不能超过6个单位；女性平均每日饮酒不超过2个单位饮酒量，并且在1天内饮酒不能超过4个单位，即每天酒精饮用量不超过30克，并建议不论男性、女性，每周有1~2天不饮酒。由于各个国家单位饮酒量的不同，目前无统一的适量饮酒标准。

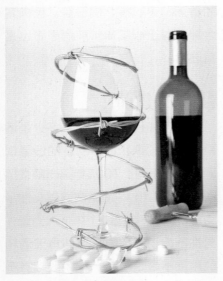

临床个案报道和荟萃分析等大量研究发现，饮酒量与总死亡率呈"U"型曲线关系，即每天适量饮酒（15～30克酒精）能显著降低因心血管病死亡的危险，每天摄入40克酒精或以上，死亡危险率明显提高。

什么酒比较好？

研究发现，葡萄酒对冠心病的保护作用最强，饮葡萄酒、啤酒、烈性酒者患冠心病的相对危险系数分别为0.5、0.8、0.9。法国葡萄酒高产地区男性市民普遍大量饮用葡萄酒，饮食中脂肪摄入量也较高，但冠心病的病死率却相当低（78/10万），与美国同类饮食地区男

（182/10万）相比降低57%，和英国人相比病死率更低。两组长寿人群的调查资料(希腊克利特人主要饮葡萄酒每天摄入酒精量20克，一组日本人每天饮相当于28克酒精的啤酒)也支持上述论点。

综上所述，适度饮酒能预防冠心病及其意外事件的发生，降低总病死率。大量研究证实，饮酒量与总死亡率呈"U"型曲线关系。对不同地区、不同民族、不同性别的研究结果一致，每日摄入15～30克酒精时心脑血管疾病可以明显减少，其中以服用葡萄酒为最佳。

✚ 叶酸

我国人群叶酸水平低，同型半胱氨酸水平高，同型半胱氨酸升高可以通过多重病理机制导致心脑血管疾病的发生，尤其是脑卒中的发生。随着研究的进一步证实，补充叶酸可有效降低同型半胱氨酸，同时降低心脑血管疾病的发生率，尤其是脑卒中的发生率。

叶酸是一种水溶性维生素，最早的时候由Mitchell在菠菜叶中提取纯化获得。叶酸在人体内不能直接产生作用，必须以四氢叶酸的活

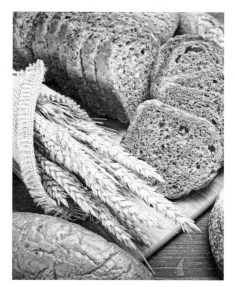

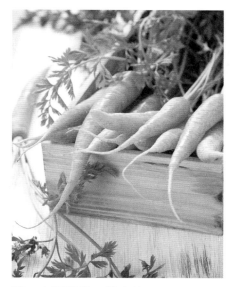

性形式起作用，并以N5-甲基四氢
叶酸的形式存在于血液中。

　　叶酸的补充，除了购买叶酸
有关的保健食品外，在日常生活中
也可以通过饮食来补充，那么富含
叶酸的食物有哪些呢？绿色蔬菜有
莴苣、菠菜、西红柿、胡萝卜、青
菜、油菜、小白菜、扁豆、豆荚、
蘑菇等。新鲜水果有橘子、草莓、
樱桃、香蕉、柠檬、桃子、李、杨
梅、酸枣、山楂、石榴、葡萄、猕
猴桃、梨、胡桃等。动物食品有动
物肝、鸡肉、牛肉、羊肉、禽肉及
蛋类等。豆类、坚果类食品有黄
豆、豆制品、核桃、腰果、栗子、
杏仁、松子等。谷物类有大麦、米

糠、小麦胚芽、糙米等。

✚ β葡聚糖

　　β葡聚糖藏身在燕麦中。它可
抑制人体对胆固醇的吸收，对调节
血脂有很好的作用，从而有助保护

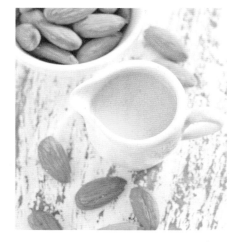

血管。研究发现，燕麦是β葡聚糖的最佳来源之一，食用燕麦有降低血液中低密度脂蛋白（坏胆固醇）的效果，从而降低患上心脑血管疾病的风险。需要提醒的是，把燕麦煮成粥后，口感越黏稠，说明溶出的β葡聚糖越多，保健效果越好。

➕ 卵磷脂

卵磷脂藏身在鸡蛋、豆制品中，它是"好"胆固醇的重要成分，有助于调节血脂，将血管壁"清扫"干净，预防血管硬化，被公认为"血管清道夫"。食材中，鸡蛋、大豆和豆类制品均富含卵磷脂。生活中，每天吃一两个鸡蛋，30~50克大豆或大豆制品（比如40克大豆相当于200克豆腐、800毫升豆浆、700克豆腐脑），就可获取充足的卵磷脂。

➕ 花青素

花青素藏身于紫色果蔬当中。它是一种强有力的抗氧化剂，不仅能保护人体免受自由基伤害，还可降低血液中胆固醇水平，促进血液循环，起到为血管"保鲜"的作用。紫甘蓝、蓝莓、葡萄、紫薯、茄子等紫色食物中均富含花青素，一般来说，颜色越深，花青素含量越高，抗氧化效果越强。

➕ Ω-3脂肪酸

Ω-3脂肪酸藏身在深海鱼中。它是一种不饱和脂肪酸，主要分为α亚麻酸、二十碳五烯酸和二十二

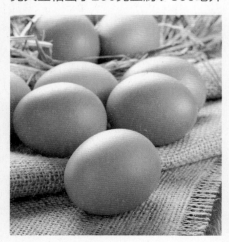
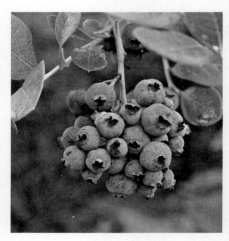

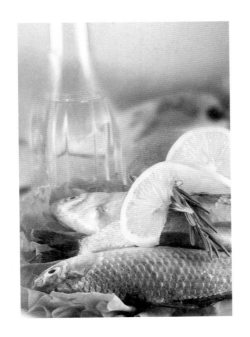

碳六烯酸三类，它们均具有较强的调节血脂的作用，对心脑血管十分有益。沙丁鱼、三文鱼、金枪鱼等深海鱼类及其鱼油中富含二十碳五烯酸和二十二碳六烯酸，是Ω－3脂肪酸的重要来源。值得提醒的是，吃鱼肉的功效要比吃鱼油好，每周食用两三次为宜，烹饪深海鱼时最好选择低温烹调方式，比如清蒸。

✚ 维生素C

　　维生素C藏身在新鲜果蔬中。它是一种很强的抗氧化剂，可保护其他物质免受氧化破坏。研究发

现，它可以促进胆固醇的排泄，防止其在动脉内壁沉积，还能溶解已有的粥样沉积，有效防止动脉粥样硬化。维生素C的主要食物来源是新鲜蔬菜和水果，菠菜、豌豆苗、辣椒等深色蔬菜，以及酸枣、柚子、猕猴桃等口感较酸的水果中，所含维生素C往往较多。

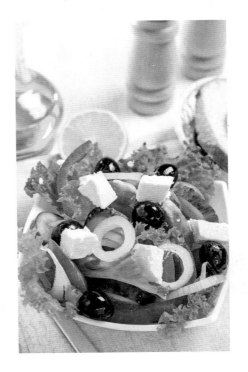

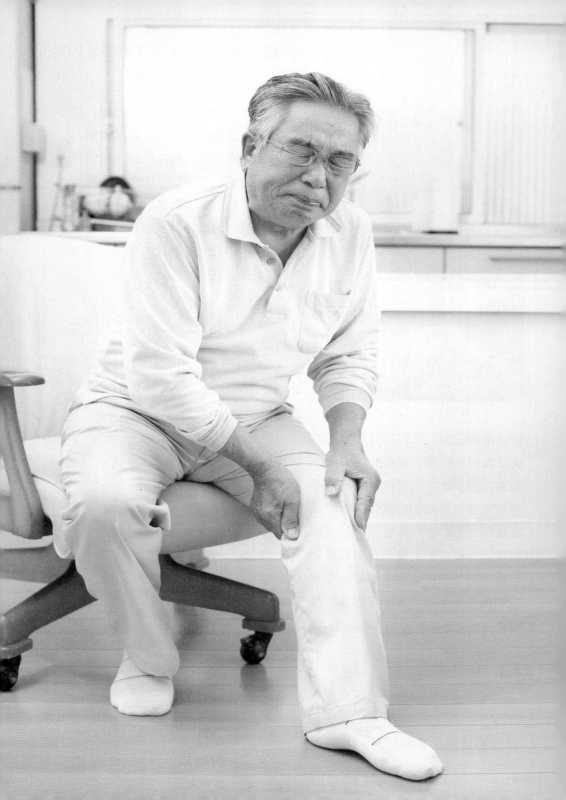

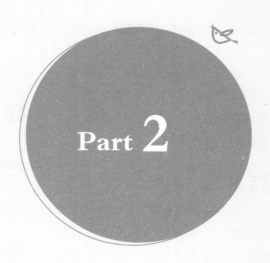

Part 2

常见心脑血管病，
应该这样防治

血管内的血液由于某种原因引起循环障碍，造成心、脑、肾等组织损害，即心脑血管疾病，致使心功能出现障碍、脑细胞功能紊乱、肾功能衰竭等。这是一种危害健康、威胁生命、影响劳动力的严重疾病；心脑血管病的可怕之处在于不经意间就将人体侵蚀，它具有发病率高、致死率高、致残率高，经济负担重和复发率高的五大特点，故而我们只有全面了解心脑血管疾病症状、并发症的特点等，才能真正做到"保护血管，预防先行"。

高脂血症的防治

高脂血症是指人体的血脂水平过高，并且会引起一些严重危害人体健康的疾病，如动脉粥样硬化、冠心病、胰腺炎等。

➕ 病因

高脂血症可分为原发性和继发性两种，原发性与先天性和遗传有关，继发性多发生于疾病的情况下，如：糖尿病、高血压、黏液性水肿、甲状腺功能低下、肥胖、肝肾疾病、肾上腺皮质功能亢进，或与其他因素年龄、性别、季节、饮酒、吸烟、饮食、体力活动、精神紧张、情绪活动等。

➕ 症状

临床上一般无明显的体征，主要以三酰甘油、胆固醇、低密度脂蛋白升高、高密度脂蛋白下降为特征，高脂血症对人体的损害是隐藏性、慢性、全身性的，逐步蚕食我们人体的各个器官，长期得不到有效的治疗或改善会引起严重的血管疾病，如：心绞痛、心肌梗死、心脏猝死、中风等。

➕ 处理方法

（1）通过检查确诊是原发性还是继发性的高脂血症。

（2）严格遵从医师的指导，坚持服用药物。

➕ 注意事项

（1）采空腹血做血脂检查时，血脂都在正常范围之内，并不代表治疗达标，还要依据病情进行具体分析。

（2）胆固醇并不是越低越好，胆固醇就像一把双刃剑，过高确实会增加患心脑疾病的危险，但过低也会出现种种问题。

（3）40岁以下的人5年做一次血脂检查，45岁以上的人1年做一次血脂检查，而有冠心病易患因素（高血压、糖尿病、肥胖、高脂血症等）的人，应半年查一次血脂。在医生的指导下，将胆固醇不高不低地控制在标准范围内。

（4）饮食习惯和遗传因素是高

脂血症的两个决定因素。胖人不一定血脂高，瘦人的血脂也不一定就正常。

✚ 预防

（1）控制理想体重，许多流行病学资料显示，肥胖人群的平均血浆胆固醇和三酰甘油水平显著高于同龄的非肥胖者。

（2）运动，不但可以增强心肺功能、改善胰岛素抵抗和葡萄糖耐量，而且还可减轻体重、降低血浆三酰甘油和胆固醇水平，升高高密度脂蛋白胆固醇水平。

（3）戒烟限酒，吸烟可升高血浆胆固醇和三酰甘油水平，降低高密度脂蛋白胆固醇水平。

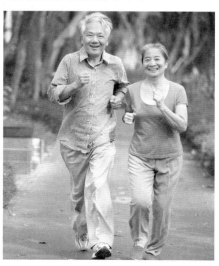

（4）饮食治疗，血浆脂质主要来源于食物，通过控制饮食，可使血浆胆固醇水平降低5%～10%，平常饮食应多吃粗纤维食物，少吃动物脂肪或减少胆固醇的摄入。

✚ 饮食建议

（1）高脂血症的饮食总则是：四少一多，少油、少盐、少糖、素多荤少，这样可降血脂及血压，减缓动脉硬化。

（2）多吃高纤维食物，如：糙米、燕麦、玉米、胚芽米、全麦面包、薏仁、豆类、叶菜类、水果、菇类、海带、黑木耳、紫菜、西芹等。

（3）多吃富含维生素的水果，能帮助抗氧化，尤其是菠萝、百香果等水果，可减低血脂被氧化的机会，减缓血管硬化。

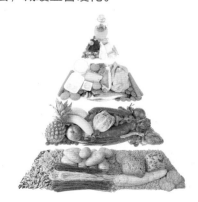

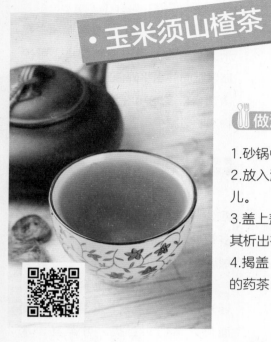

• 玉米须山楂茶 •

原料	干山楂 10 克
	玉米须 3 克
调料	蜂蜜少许

做法

1.砂锅中注入适量清水烧开。

2.放入洗净的玉米须、干山楂，搅拌一会儿。

3.盖上盖，煮沸后用小火煮约15分钟，至其析出有效成分。

4.揭盖，搅拌一小会儿，关火后盛出煮好的药茶，装入杯中，加入蜂蜜拌匀即可。

• 圣女果胡萝卜汁 •

原料	圣女果 120 克
	胡萝卜 75 克

做法

1.去皮洗净的胡萝卜切丁；洗净的圣女果对半切开。

2.取备好的榨汁机，选择搅拌刀座组合，倒入切好的胡萝卜和圣女果。

3.注入适量纯净水，盖上盖子，选择"榨汁"功能，榨出汁水。

4.断电后倒出汁水，装入杯中即成。

➕ 按摩疗法

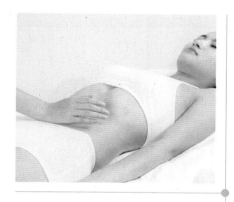

气海穴

定位：于下腹部，前正中线上，脐中下1.5寸。

取穴法：取仰卧位，在下腹部，肚脐眼下1.5寸，约下2横指处。

方法：用鱼际按揉气海穴，顺时针有规律地按揉3~5分钟。

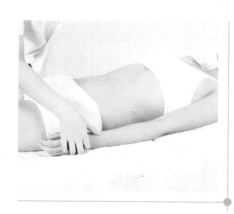

列缺穴

定位：前臂桡侧缘，桡骨茎突上方，腕横纹上1.5寸，肱桡肌与拇长展肌腱之间。

取穴法：两手虎口自然平直交叉，一手食指按在另一手桡骨茎突上，指尖下凹陷中是该穴位。

方法：用食指的指腹按揉，会有酸痛或酥麻的感觉，先左后右，各按揉1~3分钟。

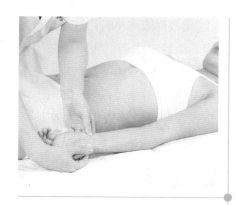

神门穴

定位：腕横纹尺侧端，尺侧腕屈肌腱的桡侧凹陷处。

取穴法：仰掌，豌豆骨的桡侧缘，即尺侧腕屈肌腱附着于豌豆骨的桡侧，掌后横纹上。

方法：弯曲大拇指，以指甲尖垂直掐按穴位，有酸胀和痛感，先左后右，各掐按3~5分钟。

高血压的防治

高血压是指收缩压和/或舒张压增高为主要特征（收缩压≥140毫米汞柱，舒张压≥90毫米汞柱），它是最常见的慢性病，也是心脑血管病最主要的危险因素；通常伴有脂肪以及糖代谢的紊乱和脑、心、肾以及视网膜等器官的功能性或者器质性的变化，它是一种全身性疾病。

➕ 病因

高血压的患者，一般是由于遗传、环境、精神、年龄、饮食习惯、生活习惯、药物、疾病的原因引起的，目前医学上认为遗传、年龄、饮食和生活习惯占大部分。

➕ 症状

（1）一般患者会先出现剧烈头痛、眩晕、视力模糊等现象，如不及时处理，病情将进一步恶化，进而发生神志改变、恶心、呕吐、腹痛、呼吸困难、心悸等病症。

（2）重症者会出现抽搐、昏迷、心绞痛、心衰、肾衰、脑出血等严重症状。

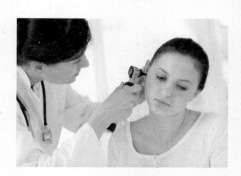

（3）高血压临床表现为患者血压突然升高、心率加快、异常兴奋、发热、出汗、口干、皮肤潮红或面色苍白、手足发抖，并常有头痛剧烈、头晕、气急、心悸、视力模糊或暂时失明、心绞痛等现象。

➕ 处理方法

（1）患者应立即卧床，保持室内安静和情绪稳定。

（2）立即服用平时疗效较佳的降压药、血管扩张药，服用后注意保暖。

（3）有条件的可以吸入氧气。如果患者呼吸道分泌物较多，应该及时吸出，保持呼吸道通畅。

（4）经初步处理后，请及时将患者送医院治疗。

➕ 注意事项

（1）工作和生活应劳逸结合，保持充足且高质量的睡眠，注意锻炼身体，并且合理调节饮食，食用低盐、低动物脂肪的食品，尽量避免含胆固醇丰富的食物。

（2）高血压患者应根据不同程度的病情合理服用降压药物，把血压保持在一个正常或者接近正常值的水平，这对于缓解症状，延缓病情发展和预防脑血管意外、心力衰竭以及肾功能衰竭等一系列并发症都有很大的作用。

（3）建议采用临床治疗结合康复医疗的方法，可以更有效地降低血压，缓解症状，稳定治疗效果，同时也可以减少药物使用量。康复性治疗还可以改善心血管功能和血脂的新陈代谢，防治血管硬化，对减少心、脑、肾的并发症有帮助。

➕ 预防

（1）经常量血压。日常生活中对血压的控制很重要，不管你是不是高血压患者，定期做一下血压检查，也能有效预防或控制高血压。

（2）坚持多运动。运动对降低血压、改善糖代谢都是非常有益

的。每天要坚持运动30分钟左右，每周坚持1次以上的有氧运动，如散步、慢跑、游泳、跳操、跳舞等。

（3）保持良好的作息习惯。不熬夜，早睡早起，保证充足的睡眠。

（4）限制饮酒。长期大量饮酒、嗜酒都很容易导致血压升高，因此要避免大量饮酒。

➕ 饮食建议

（1）多补充钙、钾元素，有利于钠的排出和增强免疫力。

（2）补充不饱和脂肪酸，延长血小板的凝聚，防止血栓、脑卒中，还能增加微血管弹性，防止血管破裂。

（3）控制体重，超重、肥胖是导致高血压的因素之一，以腹部脂肪堆积为特征的肥胖还会进一步增加高血压的风险。

（4）避免高盐饮食，当钠摄入过多时，不利于血压控制。

（5）宜多吃芦笋、土豆、茄子、玉米、海带、鱼肉、糙米、小米、绿豆、苹果、猕猴桃、香蕉、虾、核桃、大豆、芹菜、丝瓜。

（6）忌吃五花肉、羊肉、狗肉、红薯、干豆、白萝卜、鸡蛋。

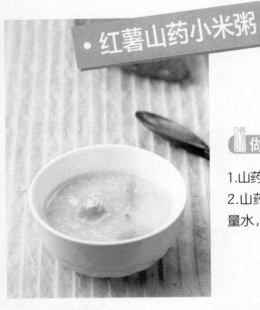

红薯山药小米粥

原料	红薯 100 克
	山药 50 克
	小米 50 克
调料	白糖适量

 做法

1.山药、红薯削皮刨成丝，小米淘洗干净。
2.山药、红薯、小米一同放入锅内，加适量水，盖上锅盖，煮成粥即可。

海带豆腐汤

原料	豆腐 150 克
	水发海带丝 120 克
	姜丝少许
	冬瓜 50 克
调料	盐、胡椒粉各适量

做法

1.将洗净的豆腐切开，改切条形，再切小方块；洗净的冬瓜切小块，备用。
2.锅中加入适量清水烧开，撒上姜丝，放入冬瓜块，倒入豆腐块，再放入洗净的水发海带丝，拌匀。
3.用大火煮约4分钟，至食材熟透，加入盐、适量胡椒粉，拌匀，略煮一会儿至汤汁入味。关火后盛出煮好的汤料，装入碗中即成。

✚ 按摩疗法

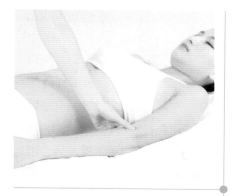

掐按曲池穴

定位：位于肘横纹外侧端，尺泽穴与肱骨外上髁连线中点。

简便取穴法：屈肘，将手肘内弯时用另一手拇指下压此处凹陷处即是。

方法：用拇指指腹掐按曲池穴2～3分钟，以局部有酸痛感为度。

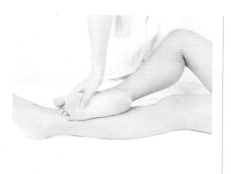

搓擦涌泉穴

定位：位于足底2、3趾趾缝纹头与足跟连线前1/3与后2/3交点。

简便取穴法：足底部，卷足时足前部凹陷处。

方法：用拇指搓擦涌泉穴30次，再让患者屈伸双脚趾数次，然后静坐15分钟。

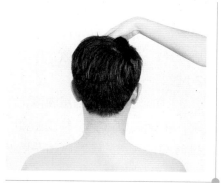

按揉百会穴

定位：位于头部，前发际正中直上5寸，两耳尖连线的中点。

简便取穴法：取坐位，在头顶正中心，可以通过两耳角直上连线的中点处取穴。

方法：用食指按揉百会穴2～3分钟。

冠心病的防治

冠心病又称为冠状动脉粥样硬化性心脏病，是冠状动脉血管发生动脉粥样硬化病变而引起血管腔狭窄或阻塞，造成心肌缺血、缺氧或坏死而导致的心脏病，它还包括炎症、栓塞等导致管腔狭窄或闭塞。世界卫生组织将冠心病分为：无症状心肌缺血（隐匿性冠心病）、缺血性心力衰竭（缺血性心脏病）、心肌梗死、心绞痛和猝死五种临床类型。

✚ 病因

是由于脂质代谢不正常，血液中的一些类似粥样的脂质物质沉着，堆积在原本光滑的动脉内膜上而形成白色斑块——称为动脉粥样硬化病变，这些斑块渐渐增多，就会造成动脉腔狭窄，使血流受阻，导致心脏缺血，产生心绞痛，进而导致冠心病。

✚ 症状

根据每个类型的症状都会有所不同，但一般的早期症状可以有：

（1）劳累或精神紧张时，胸骨后或心前区会有闷痛、紧缩样疼痛感，并向左肩、左上臂放射，持续3~5分钟可自行缓解。

（2）劳动、饱餐、受冷后会出现胸闷、心悸、气短等症，休息后可自行缓解。

（3）白天平卧或夜晚熟睡时，会突发胸痛、心悸、呼吸困难，需立即坐起或站立方能缓解。

（4）睡眠时枕头过低，会感到胸闷、憋气，需高枕卧位方能缓解。

✚ 处理方法

（1）病发症状较轻时，可通过休息、调整呼吸来调解。

（2）当冠心病引起心绞痛发作时，可于舌下含1片硝酸甘油，1~2分钟奏效，作用持续半小时；或含1片消心痛片，一般5分钟奏效，作用持续2小时。

（3）如冠心病突发心脏骤停，在心跳、呼吸停止后的4分钟是急救的关键时间，否则脑细胞可因严重缺血、缺氧而坏死。

✚ 注意事项

（1）平时要注意少吃动物脂肪和胆固醇含量高的食物。

（2）要注意节制饭量，控制体重，切忌暴饮暴食。

（3）应注意限制食盐的摄入，要保证每日以6克以下为宜。

（4）也要防寒、保暖。

（5）冠心病有不定期发作特性，冠心病患者要注意身边常备缓解心绞痛的药物，以便随时服用。

（6）洗澡时间不应超过15分钟，不要在热水中久泡，洗澡完毕后还要注意保暖。

✚ 预防

（1）积极控制情绪。保持身心愉快，忌暴怒、恐慌、过度欣喜，保持乐观的心态。

（2）远离烟酒。吸烟是造成心肌梗死、脑卒中的重要因素，应绝对戒烟；可少量饮啤酒、黄酒、葡萄酒等低度酒，千万不能喝烈性酒。

（3）懂得劳逸结合，运动适宜。避免进行过重体力劳动或突然用力；饱餐后不宜运动；运动时应根据自身条件来选择运动形式，如打太极拳、打乒乓球、练健身操

等，要量力而行。

（4）积极检查身体情况。要多注意对自身进行检查，或定期到医院进行身体检查，做好疾病预防工作，以免疾病突发而手足无措。

✚ 饮食建议

（1）膳食中可多补充膳食纤维，膳食纤维能促进胆酸从粪便中排出，减少胆固醇在体内生成并且对肠胃的消化和吸收有益。

（2）多补充维生素，对冠心病患者的身体调节有帮助。

（3）膳食中钙、镁、钾、钠、铜、铬、碘等与冠心病的发病息息相关，适当补充对减缓或阻止动脉粥样硬化，缓解病情有益。

（4）糖类摄入过多可造成热量超标，使血脂升高，导致肥胖，因此要严格控制糖类的摄入量，远离高糖饮食。

（5）宜多吃菜心、芹菜、莲藕、莴笋、芦笋、冬瓜、豆角、茄子、西葫芦、包菜、茼蒿、草菇、马蹄、豆芽、小米、燕麦、大麦、山药、豌豆。

（6）忌吃螃蟹、蛤蜊、动物内脏、肥肉、墨鱿鱼、猪油、咖啡。

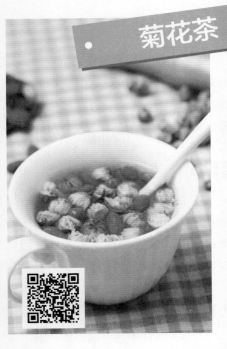

菊花茶

原料	菊花 10 克
	枸杞 15 克
调料	蜜糖适量

做法

1.取一个茶杯，放入备好的菊花，向杯中注入适量开水，至九分满。

2.撒上枸杞和适量蜜糖，盖上盖闷一会儿，趁热饮用即可。

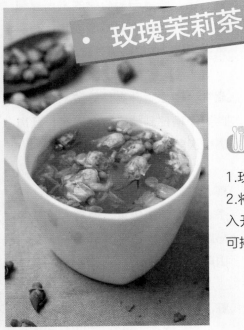

玫瑰茉莉茶

原料	玫瑰花 5 克
	茉莉花 5 克
调料	蜜糖适量

做法

1.玫瑰花、茉莉花洗净。

2.将洗好的玫瑰花和茉莉花放入杯中，加入开水、蜜糖，盖上盖闷约15分钟后即可揭盖饮用。

✚ 按摩疗法

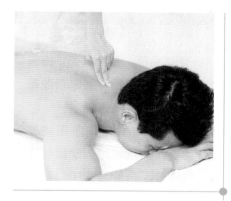

按揉大椎穴

定位：位于后正中线上，背部第七颈椎棘突下凹陷处。

简便取穴法：取正坐位，低头，在颈部于背部交界处，后脖子正中隆起最高的脊椎骨下方凹陷处取穴。

方法：将食指、中指并拢放于大椎穴上，两指稍用力按揉1~2分钟。

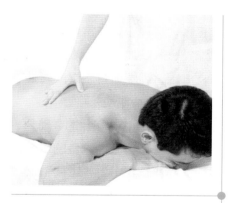

按揉神堂穴

定位：位于背部，第五胸椎棘突下，旁开3寸。

简便取穴法：正坐或俯卧姿势，位于背部，第五胸椎棘突下，左右四指宽处。

方法：将双手的食指、中指、无名指紧并放于神堂穴上，适当用力按揉3分钟。

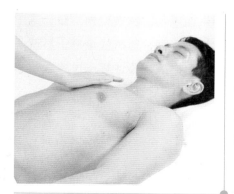

按揉膻中穴

定位：位于胸部，前正中线上，平第四肋间，两乳头连线的中点。

简便取穴法：左右乳头平行连接线的中点。

方法：将食指、中指、无名指并拢放于膻中穴上，按揉1~2分钟。

心律失常的防治

心律失常是心血管疾病中常见的一种疾病，指心律起源部位，心搏频率与节律或冲动传导等发生异常，是心血管疾病中重要的一组疾病。

✚ 病因

通常由冠心病、心肌炎、风湿性心脏病等引起，另外电解质或内分泌失调、麻醉、药物作用和中枢神经系统疾病等也是引起心律失常的原因。

✚ 症状

心律失常的血液流动改变的临床表现主要取决于心律失常的性质、类型、心功能及对血液流动影响的程度，如轻度的窦性心动过缓，窦性心律不齐，偶发的房性期前收缩，一度房室传导阻滞等对血液流动影响甚小，故无明显的临床表现，较严重的心律失常，如病窦综合征、快速心房颤动、阵发性室上性心动过速、持续性室性心动过速等，可引起心悸、胸闷、头晕、低血压、出汗、严重者可出现晕厥、阿-斯综合征，甚至猝死，由于心律失常的类型不同，临床表现各异，主要有以下几种表现：

（1）冠状动脉供血不足的表现。各种心律失常均可引起冠状动脉血流量降低，各种心律失常虽然可以引起冠状动脉血流降低，但较少引起心肌缺血，然而，对有冠心病的患者，各种心律失常都可以诱发或加重心肌缺血，主要表现为心绞痛，气短，周围血管衰竭，急性心力衰竭，急性心肌梗死等。

（2）脑动脉供血不足的表现。不同的心律失常对脑血流量的影响也不同。脑血管正常者，上述血流动力学的障碍不致造成严重后果，倘若脑血管发生病变时，则足以导致脑供血不足，其表现为头晕、乏力、视物模糊、暂时性全盲，甚至于瘫痪、抽搐、昏迷等一过性或永久性的脑损害表现。

（3）心功能不全的表现。主要为咳嗽、呼吸困难、倦怠、乏力等。

✚ 处理方法

（1）应及时就医，完善心电图以明确病因。

（2）应及时吸氧，并安抚患者的情绪。

（3）病因不明确时不要轻易服用药物。

✚ 注意事项

（1）戒烟戒酒。平日除非应酬，不可过量饮酒，还要戒烟、远离二手烟，避免引起交感神经兴奋而导致心脏传导异常，引发疾病。

（2）注意天气变化，避免因天气而诱发心律失常。

（3）保持正常心态。紧张、恐惧、忧虑、烦恼、愤怒等不良情绪刺激都与心律失常有着密切关系。

（4）病人除日常口服药外，还应备有医生开具的应急药品，如美托洛尔、速效救心丸、胺酮等。

✚ 预防

（1）进行身体检查。到医院做一下常规检查，以减少患病风险，因为症状多不典型，很多人是在体检时才发现心律失常的。

（2）坚持运动。平时做一些身体运动，坚持锻炼身体，以适度为宜，如游泳、散步、慢跑等，有利于增强免疫力。

（3）注意保暖。天气转冷时要小心保暖，避免忽冷忽热。

（4）保持良好的起居习惯。保证睡眠时间，不熬夜，避免过度劳累，有利于缓解压力。

✚ 饮食建议

（1）控制脂肪及胆固醇的摄入，以免血清胆固醇含量增高造成心律失常。

（2）控制盐的摄入可减轻心血管负担，避免心律失常的发生。

（3）增加维生素和无机盐的摄入，如微量元素碘，可防止心律失常的形成。

（4）增加纤维素的摄入，可刺激胃肠蠕动，加快胆固醇的排泄，从而降低血清胆固醇含量，降低心脏病发病率。

（5）宜吃花生、黑米、香菇、猪肉、鸡肉、鲫鱼、鲈鱼、腰果、菠菜、糙米、香蕉、小麦、松仁。

（6）忌吃动物内脏、动物油、蛋黄、螃蟹、鱼子、生萝卜、生黄瓜、包菜、韭菜、洋葱、浓茶。

鲜虾炒白菜

原料	虾仁 50 克
	大白菜 160 克
	红椒 25 克
	姜片、蒜末、葱段各少许
调料	盐 3 克
	鸡粉 3 克
	料酒 3 毫升
	水淀粉、食用油各适量
	淀粉少许

做法

1.大白菜、红椒切成小块。

2.虾仁去除虾线，加盐、鸡粉、水淀粉、食用油腌渍。

3.沸水锅中加食用油、盐，倒入大白菜，煮至其断生，捞出。

4.用油起锅，放入姜片、蒜末、葱段爆香，倒入虾仁、料酒炒香，放入大白菜、红椒炒匀，加鸡粉、盐、水淀粉炒匀，盛出即可。

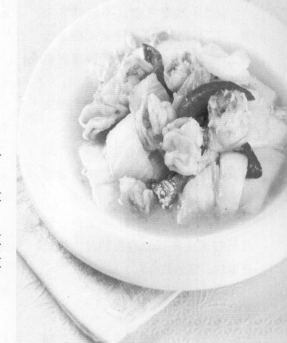

✚ 按摩疗法

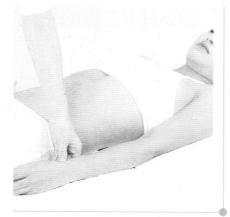

按摩阳溪穴

定位： 腕背横纹桡侧，手拇指向上翘起时，拇短伸肌腱与拇长伸肌腱之间的凹陷中即是该穴位。

简便取穴法： 将手掌侧放，拇指伸直向上翘起，在腕背桡侧，手腕横纹上侧有一凹陷处，用另一手轻握手背，弯曲拇指，用指甲垂直下按即是。

方法： 用指甲垂直掐按穴位，有酸胀感觉。

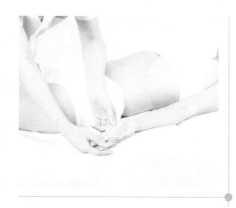

按摩少府穴

定位： 在手掌面，第4、5掌骨之间，握拳时小指尖处。

简便取穴法： 拇指向外，其余四指屈向掌中，小指与无名指指尖之中间与感情线交会处即是。

方法： 一手四指轻握另一手背，弯曲拇指，以指尖按压，有酸胀感，左右各按揉5分钟。

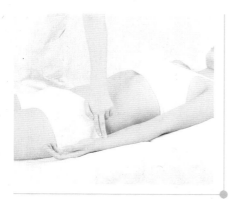

按摩内关穴

定位： 前臂掌侧，腕远端横纹上2寸，掌长肌腱与桡侧腕屈肌腱之间。

简便取穴法： 将右手三个手指头并拢，无名指放在左手腕横纹上，这时右手食指和左手手腕交叉点的中点，就是该穴。

方法： 用拇指尖或指甲尖垂直掐按穴位，有特别酸、胀、微痛的感觉，左右各掐按1~3分钟。

心力衰竭的防治

心力衰竭简称"心衰"，是指由于心脏排血量减少，不能将静脉回心血量充分排出，引起静脉回流受阻，导致静脉系统瘀血及动脉系统血液灌注不足所出现的心脏循环衰竭的症候群。

✚ 病因

（1）广泛的急性心肌梗死、急性心肌炎或急进型高血压发作时，左心室排血量急剧下降，肺循环压力升高，从而诱发急性心力衰竭。

（2）严重的心律失常，如发作较久的快速性心律失常或重度的心动过缓也会引发心力衰竭。

（3）各种心脏疾病的终末期通路。

✚ 症状

（1）急性左心室心力衰竭表现为气促、夜间阵发性呼吸困难、端坐呼吸及发绀、咳嗽、咳粉红色泡沫状血痰等。

（2）右心衰主要表现为恶心呕吐、少尿、食欲下降、腹胀、肝区胀痛等症状。

✚ 处理方法

（1）卧床休息，给予高营养、低盐及多维生素饮食，严格限制饮水量。

（2）出现心力衰竭时取端坐位，双下肢下垂或半卧位，也可采用轮流结扎肢体以减少回心血量，减轻心脏负荷，并速送医院急救。

（3）尽早送往医院，进行进一步的诊治。

✚ 注意事项

（1）在感冒流行季节或气候骤变情况下，患者要减少外出，出门应戴口罩并适当增添衣服，患者还

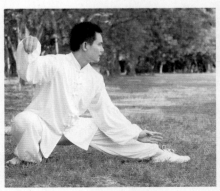

应少去人群密集之处。患者若发生呼吸道感染，则非常容易使病情急剧恶化。

（2）做一些力所能及的体力活动，但切忌活动过多、过猛，更不能参加较剧烈的活动，以免心力衰竭突然加重。

（3）饮食应少油腻，多蔬菜水果。对于已经出现心力衰竭的患者，一定要控制盐的摄入量。盐摄入过多会加重体液潴留，加重水肿，减少钠盐的摄入，可使体内潴留过多的液体排出，减轻全身各组织和器官的水肿，使过多的血容量减少，减轻心脏的负荷。

（4）一定要戒烟、戒酒，保持心态平衡，不让情绪波动太大，同时还要保证充足的睡眠。

✚ 预防

（1）外出时应该根据季节和天气变化适当增减衣服。

（2）注意保持良好的心情，乐观的生活态度避免增加心脏负担，诱发心力衰竭疾病。

（3）避免过度劳累，生活作息要有规律；适当锻炼身体。

（4）积极防治各种器质性心脏

病；预防各种心功能的并发症。

✚ 饮食建议

（1）多食用易消化的食物，一开始时或病情严重时需要采用流质和半流质的饮食，病情稳定或好转后可以改成面条、软饭等。

（2）需要摄入足够的维生素，以起到保护心肌的作用。

（3）补充足够的无机盐，补充钾、镁、锌等元素，以维持正常的心肌活动。

（4）注意低盐饮食。限制钠盐的摄入是为了控制心力衰竭的病情发展，为了减轻水肿，最好是每天食盐控制在3克以内。

（5）以少量多餐为宜。每日总热量分为4～6次摄入最好，能够减少餐后胃肠过度充盈及横膈太高，避免心脏的工作量加大。

（6）宜吃黑米、小麦、扁豆、牛奶、鸡蛋、黑豆、苋菜、茼蒿、菠菜、竹笋、白萝卜、苦瓜、土豆、菠萝、西瓜、香蕉、葵花子、石榴、乌鸡、墨鱼。

（7）忌吃巧克力、咖啡、浓茶、奶茶、煎饼、辣椒、培根、熏肉。

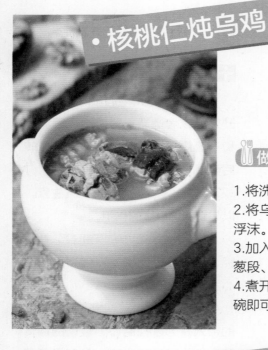

• 核桃仁炖乌鸡 •

原料	洗净的乌鸡半只 核桃仁 75 克 枸杞、葱段、姜丝、 各适量
调料	花椒、料酒、盐各 适量

 做法

1.将洗净的乌鸡斩成块，装碗备用。
2.将乌鸡块放入砂锅清水中，煮开后，去浮沫。
3.加入核桃仁、枸杞、花椒、料酒、盐、葱段、姜丝一同煮。
4.煮开后转小火炖至乌鸡肉软烂，出锅装碗即可。

• 无花果莲子百合汤 •

原料	百合 10 克 无花果 3 个 莲子 20 克
调料	白砂糖适量

做法

1.将莲子洗净泡发，百合洗净，无花果洗净对半切开。
2.在锅中注入适量清水，待水煮开后加入所有食材，转文火再煲30分钟即可。

✚ 按摩疗法

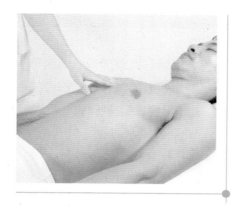

按摩巨阙穴

定位： 巨阙穴位于上腹部，前正中线上，肚脐中央向正上方6寸处。

简便取穴法： 取仰卧位，在上腹部，肚脐眼上6寸处取穴。

方法： 坐在椅子上，将两手的中指叠放在巨阙穴上。缓缓呼气，默念"1、2、3"，再用力按揉穴位；缓缓吸气，默念"4、5、6"以减压。反复做5~6次。

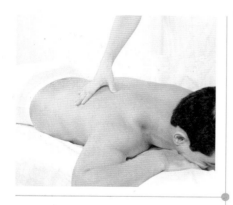

按摩膻中穴

定位： 膻中穴位于前正中线上第四肋间，即两乳头连线的中点处。

简便取穴法： 左右乳头平行连接连线的中点。

方法： 将两手的中指叠放在膻中穴上，缓缓吸气，默念"1、2、3"，挺起胸的同时用力按压膻中穴；缓缓呼气，默念"4、5、6"以减压。反复做5~6次。

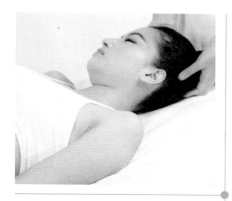

按摩天冲穴

定位： 位于头部，耳根后缘直上，入发际2寸，率谷穴后0.5寸。

简便取穴法： 取正坐位，将双手抬起，掌心朝外将食、中、无名指三指并拢平贴于耳尖后，食指位于耳尖后发际，无名指所指的位置就是天冲穴。

方法： 将双手食指中指并拢，掌心朝外，两只指尖放于平贴天冲穴，揉按3~5分钟。

心绞痛的防治

心绞痛是冠状动脉供血不足，心肌急剧的暂时缺血与缺氧所引起的发作性胸痛或胸部不适，是心脏缺血反射到身体表面所感觉的疼痛。

✚ 病因

（1）心绞痛是由于冠状动脉粥样硬化，血管壁内膜增厚、管腔狭窄，或者冠状动脉痉挛，造成心肌的缺血、缺氧而引起的。

（2）心绞痛的发作往往有明显的诱因，如：情绪激动、精神紧张、过度劳累、饱餐、烟酒过度等不良生活习性。

✚ 症状

心绞痛常表现为：突然发生的胸骨中上部的压痛感、紧缩感、窒息感、重物压胸感，胸疼逐渐加重，数分钟达高潮，并可放射至左肩内侧、颈部、下颌、上中腹部或双肩，伴有冷汗，以后逐渐减轻。持续时间为几分钟，经休息或服用硝酸甘油可缓解病情。不典型的患者在胸骨下段、上腹部或心前区可出现压痛感。有的仅有放射部位的疼痛，如下颌痛、颈椎压痛。

✚ 处理方法

（1）停止一切活动，平静心情，可以就地站立休息，无须躺下，以免增加回心血量而加重心脏负担。

（2）取出随身携带的急救药品，如：硝酸甘油片1片，嚼碎后含于舌下，通常2分钟左右疼痛即可缓解。

（3）如果效果不佳，10分钟后可再在舌下含服1片，以加大药量。但需注意，无论心绞痛是否缓解，或再次发作，都不宜连续含服3片以上的硝酸甘油片。

（4）若疼痛剧烈或随身带有亚硝酸异戊酯，可将其用手绢包捏碎，凑近鼻孔将其吸入。

✚ 注意事项

（1）要积极防治高血压、高脂血症、冠心病等心绞痛的主要易患因素，将血压和血脂控制在正常范围内。

（2）饮食以低盐、低脂的清淡素食为主，避免饮食过饱，忌暴饮暴食，特别是晚餐宜少吃。

（3）禁烟、酒，少喝浓茶、咖啡等刺激性饮料。

（4）劳逸结合，生活规律，保证充足的睡眠，避免过度劳累，对高度紧张及注意力集中的工作，不宜持续时间过长，夜间不看球赛及惊险刺激性的影视剧。

（5）控制情绪，保持良好的心境，培养乐观豁达的性格，避免情绪失控。

✚ 预防

（1）注意劳逸结合，适度休息，保证充足睡眠。

（2）积极调节情绪。

（3）戒烟，因吸烟引发心绞痛等心血管疾病的概率极高。

（4）少喝酒，因其含有的酒精成分进入血液后，容易促使心跳加快、血压升高、冠脉痉挛、心肌耗氧量增加，进而诱发心绞痛发作。

（5）坚持锻炼。适当的运动可以加强心血管功能，如散步、跑步、打球等，有利于增强体质，增强抗病能力。

✚ 饮食建议

（1）少吃盐，长期大量食用容易使血压升高，导致血管内皮受损。心绞痛患者每天的盐摄入量应控制在6克以下。

（3）远离不良饮食，尽量避免吃带刺激性的、胀气的食物，否则容易加重心血管的负担，从而加重病情。

（4）多吃一些富含维生素、膳食纤维的食物，对增强身体免疫力和抗病能力有益。

（5）多吃养心食物。患者平时可多吃有利于保护心脏的食物，对缓解病情有益。

（6）宜吃山楂、黑木耳、红枣、豆芽、鲤鱼、白菜、油菜、花菜、香菇、小米、苹果、木瓜、猕猴桃、香蕉、花生。

（7）忌吃浓茶、咖啡、辣椒、咖喱、油条、生姜、大葱、大蒜、肥肉、熏肉。

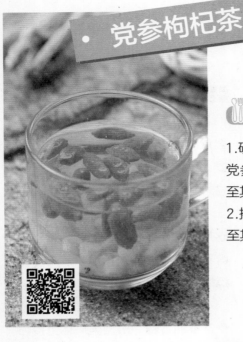

党参枸杞茶

原料	党参 15 克
	枸杞 8 克
调料	姜片 20 克

做法

1.砂锅中注入适量清水烧开，放入洗净的党参、姜片，盖上盖，用小火煮20分钟至其析出有效成分。

2.揭盖，放入枸杞，搅拌均匀，煮1分钟至其熟透，将煮好的茶水装入碗中即可。

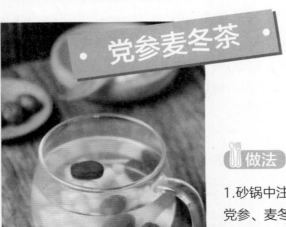

党参麦冬茶

原料	党参 15 克
	麦冬 15 克
	红枣 25 克
调料	冰糖 20 克

做法

1.砂锅中注入适量清水烧开，放入洗净的党参、麦冬、红枣，搅匀，盖上盖，用小火煮约20分钟，至其析出有效成分。

2.揭开盖，放入冰糖，搅拌均匀，盖上盖，煮约3分钟，至其溶化，揭盖，搅拌匀，把煮好的茶水盛出，装入碗中即可。

✚ 按摩疗法

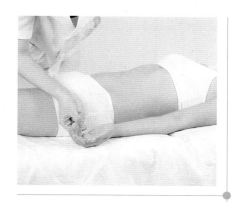

按摩少冲穴

定位：小指桡侧指甲角旁0.1寸。

简便取穴法：一手平伸，掌心向下，用另一手轻握小指，弯曲大拇指，指尖到达的小指指甲下缘，靠无名指侧的边缘处即是。

方法：弯曲大拇指，用指甲尖垂直掐按穴位，有刺痛的感觉，先左后右，各3~5分钟。

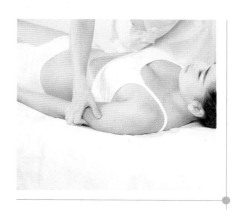

按摩天府穴

定位：臂内侧面，肱二头肌桡侧缘，腋前纹头下3寸处。

简便取穴法：坐位或卧位，取肱二头肌桡侧，从腋窝皱襞上端向下取四横指，手指边缘即是该穴位。

方法：双手手指指腹按压此穴，做环状运动，左右各1~3分钟。

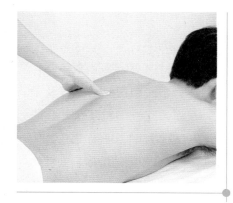

按摩至阳穴

定位：位于背部，后正中线上，第7胸椎棘突下凹陷处。

简便取穴法：取俯卧位，两侧肩胛下角连线中点，第7胸椎棘突下凹陷处取穴。

方法：将大拇指放置于至阳穴处，顺时针揉按100次，再逆时针揉按100次。

心肌梗死的防治

急性心肌梗死是由于冠状动脉粥样硬化、血栓形成或冠状动脉持续痉挛，导致冠状动脉或分支闭塞，促使心肌因持久缺血、缺氧而发生坏死；可并发心律失常、休克或心力衰竭，常可危及生命。

➕ 病因

急性心肌梗死多由冠状动脉粥样硬化所致，大部分的心肌梗死是由于诱因的突发，突然发病，如：过重的体力劳动、过于激动、暴饮暴食、便秘、吸烟酗酒等的这些原因均可引发心肌梗死。

➕ 症状

（1）急性心肌梗死患者，常有心绞痛反复发作的病史，其疼痛程度比心绞痛剧烈，且持续时间较长。有时痛似刀割，并向左肩、前臂和上腹等处反射，常有烦躁不安、大汗淋漓、面色苍白、手脚冰冷、脉搏细弱、血压下降，并且有严重心律失常等症状发生，甚至心跳骤停而猝死。

（2）此病多见于年纪较大之人，是突发而危险之疾病，但在发病前会出现各种先兆症状，如自觉心前区闷胀不适、钝痛，并且钝痛感会扩散到手臂或颈部，伴有恶心、呕吐、出冷汗等症状。

（3）约半数以上的急性心肌梗死患者，在起病前1~2天或1~2周有前驱症状，最常见的是原有的心绞痛加重，发作时间延长，或对硝酸甘油效果变差；或继往无心绞痛者，突然出现长时间心绞痛。

（4）75%~95%的患者，发生在起病的1~2周内，以24小时内多见，而前壁心肌梗死时，常会发生室性心律失常，下壁心肌梗死时，常会发生缓慢性心律失常。

➕ 处理方法

（1）急性心肌梗死发病突然，大部分患者都会有前驱症状应及早发现，及早治疗，如发现有此病的发生，应立刻呼叫120医疗急救。

（2）患者应绝对卧床、安静休息，防止不良刺激；家中有氧气者可以吸氧。

（3）如血压不低的话，尽快舌下含服"硝酸甘油"片，以改善患者的心肌供血问题，尽量使患者与家人情绪平稳，消除紧张恐惧的心理以减少心肌耗氧。

➕ 注意事项

（1）合理调整饮食，忌刺激性食物及烟、酒、浓茶，少吃肥肉和动物脂肪及蛋类等胆固醇较高的食物。

（2）注意劳逸结合，康复期患者可适当进行锻炼，锻炼过程中如有胸痛、心慌、呼吸困难、脉搏增快，应停止活动，及时就诊。

（3）若医生不能在很短时间赶到患者现场，应请救护人员处理，等患者得到控制后再用担架平稳送往医院治疗。

（4）平时注意洗澡的温度和气候的变化，洗澡时水温最好与体温相近并且洗澡时间不宜过长；气候变化的时候注意保暖或防护。

➕ 预防

（1）不搬抬过重的物品。

（2）放松心情、愉快生活，保

持心境平和。

（3）参加适当的体育锻炼。

（4）不要在饱餐或饥饿的情况下洗澡，洗澡时间不宜过长。

（5）注意检查身体。平时注意进行身体检查，项目包括血压、心率、血脂、心电图等。

➕ 饮食建议

（1）饮食以清淡为主，多吃些易消化、产气少，富含维生素的食物；摄入足够的营养。

（2）少食多餐，避免因为过饱而加重心脏的负担。

（3）心肌梗死患者应该戒烟戒酒，避免加剧心肌梗死症状。

（4）宜低盐饮食，尤其是心功能不全和高血压的患者更应该限制钠盐的摄入，平时不易吃腌制品，如咸鱼、咸菜和熏烤的食物。

（5）宜多吃牡蛎、鲤鱼、蛤蜊、扇贝、海参、柠檬、金橘、猕猴桃、山楂、黄瓜、绿豆、豌豆、芥菜、山药、柿子、绿茶。

（6）忌吃羊肾、狗肉、肥肉、牛肉、猪肝、鸡肝、羊肝、咸菜、咸鱼、熏肉。

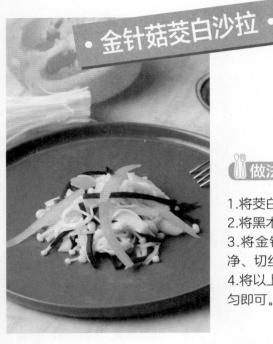

金针菇茭白沙拉

原料	金针菇 100 克 黑木耳 50 克 茭白 100 克 彩椒 30 克
调料	白醋、盐、橄榄油 各少许

做法

1.将茭白洗净后切段,焯水后捞出。
2.将黑木耳洗净,切成丝,焯水后捞出。
3.将金针菇洗净,焯水后捞出;彩椒洗净、切丝。
4.将以上食材用白醋、盐、橄榄油一起拌匀即可。

冬瓜薏米汤

原料	冬瓜 90 克 水发薏米 55 克
调料	盐 2 克

做法

1.将洗净的冬瓜切块,装盘,待用。
2.砂锅中注入适量清水,放入泡好的薏米,搅匀。
3.盖上盖,烧开后用小火煮20分钟,至薏米熟软;揭盖,放入冬瓜。
4.盖上盖,用小火煮15分钟,至全部食材熟透;揭盖,放入盐,用勺搅匀,煮至沸。
5.关火后将汤料盛出于碗中即可。

✚ 按摩疗法

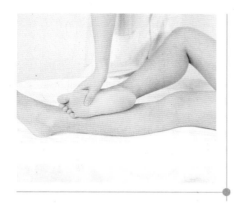

按摩涌泉穴

定位：将脚趾弯曲，足底最凹陷处，或在脚掌做一平分左右的正中线（去掉脚趾），将该线三等分，前1/3与后2/3交点处为涌泉穴。

简便取穴法：第2、3趾趾缝纹头端与足跟连线的前1/3与后2/3交点上即是。

方法：用拇指指腹对涌泉穴进行反复推搓，或轻轻拍打，以足底部有热感为宜。

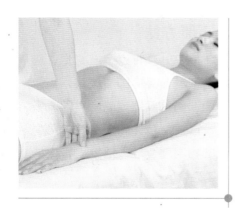

按摩养老穴

定位：在前臂背面的小指侧，摸到一个明显突起的骨性标志，即为尺骨小头，与尺骨小头最高点平齐的骨缝中即是养老穴。

简便取穴法：掌心向下，以另一手食指按在尺骨小头的最高点上，然后掌心转向胸部，当手指滑入的骨缝中即是。

方法：食、中指并拢，用两指指腹按压养老穴。

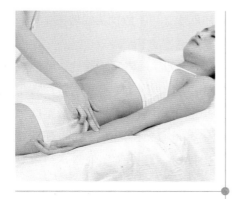

按摩间使穴

定位：前臂掌侧，当曲泽与大陵的连线上，腕横纹上3寸，在掌长肌腱与桡侧腕屈肌腱之间。

简便取穴法：手平伸，另一手从腕横纹上取四个手指宽，指侧边缘中点即是。

方法：用手指指腹按揉穴位，有酸痛的感觉，左右各1~3分钟。

脑出血的防治

脑出血又称脑溢血，是指非外伤性脑实质内血管破裂引起的出血，它起病急骤、病情凶险、死亡率非常高，是急性脑血管疾病中最严重的一种，为目前中老年人致死性疾病之一。保证患者在黄金时间内得到及时正确的救治，是抢救成功的关键。

✚ 病因

（1）以40～70岁为最主要的发病年龄，脑出血的原因主要与脑血管的病变、硬化有关。血管的病变与高脂血症、糖尿病、高血压、血管的老化、吸烟等密切相关。通常所说的脑出血是指自发性原发性脑出血。

（2）临床一般是由于情绪激动、过量饮酒、过度劳累后，因血压突然升高导致脑血管破裂。

✚ 症状

脑出血多发生在白天活动时，发病前少数人有头晕、头痛、鼻出血和眼结膜出血等先兆症状，血压较高；患者突然昏倒后，迅即出现昏迷、面色潮红、口眼㖞斜和两眼向出血侧凝视，出血对侧肢体瘫痪、握拳、牙关紧闭、鼾声大作，或面色苍白、手撒口张、大小便失禁；有时可呕吐，严重的可伴有胃出血，呕吐物为咖啡色。

✚ 处理方法

（1）初步判断为脑出血后，应使患者仰卧，头肩部应垫高，头偏向一侧，防止痰液或呕吐物回流吸入气管造成窒息，如果患者口鼻中有呕吐物阻塞，应设法抠出，保持呼吸道通畅。

（2）使患者平卧，解开患者领口纽扣、领带、裤带、胸罩，如有义齿也应取出。可不放枕头或将枕头垫在肩膀后面，使下颌略微仰起。

（3）如果患者是清醒的，要注意安慰患者，缓解其紧张情绪；宜保持镇静，切勿慌乱，不要悲哭或呼唤患者，避免造成患者的心理压力拉上窗帘，避免强光刺激，有条件者可吸氧。

（4）打电话给急救中心或医院寻求帮助，必要时不要放下电话，询问并听从医生的指导进行处理。

✚ 注意事项

（1）生活要有规律。要按时休息，保证睡眠，尤其是中午，最好能有1~2小时的午休。可以适当做一些力所能及的劳动，但不可过于劳累。

（2）要养成良好的饮食习惯。高血压患者要戒烟、戒酒，提倡低盐、低脂饮食，饮食宜清淡、多样。五谷杂粮都要吃，宜多食鱼类、豆类、鸡蛋、牛奶、瘦肉等富含维生素和矿物质的食物，以及新鲜蔬菜和水果。

（3）要保持平和的心态。健康的心态是预防动脉硬化、高血压脑出血的重要因素。老年人要避免大喜大怒和受强烈的刺激，尤其是患有心脑血管疾病的老年人，要善于调节和控制情绪，防止由于情绪的剧烈波动而诱发脑血管意外的突发。

✚ 预防

（1）高血压患者，要密切观察血压变化，避免过高或过低，应规律服药。

（2）要有规律的生活习惯，保持乐观情绪，避免过于激动。

（3）注意保暖，温度过高或过低易引起皮肤肌肉血管收缩，导致血压升高。

（4）尽量避免吃辛辣刺激的食物，饮食要注意低脂、低盐、低糖。

（5）如出现剧烈头痛、恶心、头晕、肢体麻木、乏力、言语不清，一旦发现不适，应及时就医。

✚ 饮食建议

（1）限制动物脂肪以及含胆固醇较高的食物，因为这些食物中所含饱和脂肪酸可使血中胆固醇浓度明显升高，促进动脉硬化。

（2）忌用兴奋神经系统的食物，如酒、浓茶、咖啡及刺激性强的调味品；少吃鸡汤、肉汤，对保护心脑血管系统及神经系统有益。

（3）多吃新鲜蔬菜和水果，因其中含维生素C和钾、镁等。

（4）每日食盐在6克以下为宜，以免摄入钠离子过多，可增加血容量和心脏负担，并能增加血液黏稠度，从而使血压升高。

· 胡萝卜丝炒鸡蛋 ·

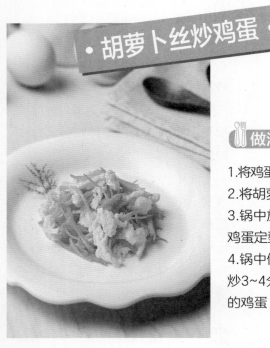

原料	鸡蛋 1 个
	胡萝卜 150 克
调料	食用油、盐各适量

做法

1. 将鸡蛋打散，调入盐，拌匀成蛋浆备用。
2. 将胡萝卜洗净去皮，切成丝。
3. 锅中放油，油热后下入鸡蛋液，翻炒至鸡蛋定型，盛出备用。
4. 锅中倒适量油，油热后下入胡萝卜丝，炒3~4分钟，至胡萝卜丝变软，加入炒过的鸡蛋，加适量盐翻炒均匀即可。

蒜蓉芥菜

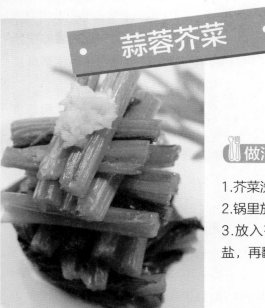

原料	芥菜 250 克
	蒜蓉适量
调料	盐、食用油各少许

做法

1. 芥菜洗净切好，备用。
2. 锅里放少量油，放入蒜蓉爆香。
3. 放入芥菜翻炒，炒至七成熟时，加入盐，再翻炒均匀即可出锅。

✚ 按摩疗法

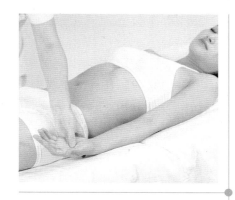

劳宫穴

定位： 位于手掌心，第2、3掌骨之间偏于第3掌骨，握拳屈指时中指尖处。

简便取穴法： 手平伸，微屈约45度，掌心向上，轻握掌，屈向掌心，中指所对应的掌心位置即是。

方法： 用拇指指腹揉按劳宫穴100～200次，每天坚持，能够缓解心绞痛、神经衰弱。

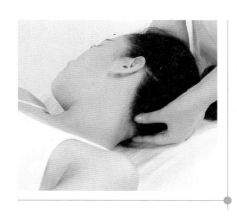

风池穴

定位： 位于项部，枕骨之下，与风府相平，胸锁乳突肌与斜方肌上端之间的凹陷处。

简便取穴法： 取坐位，低头、在后颈部，后头骨的下方，两条大筋外缘陷窝中，相当于耳垂齐平。

方法： 用拇指腹揉按3～5分钟，以局部有酸胀感为宜，长期按摩，可改善头痛、眩晕等。

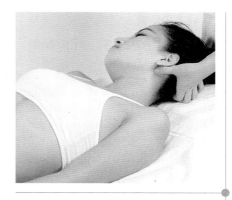

翳风穴

定位： 位于耳垂后方，乳突与下颌角之间的凹陷处。

简便取穴法： 头部偏向一侧，将耳垂下压，其所覆盖的凹陷处即是。

方法： 用拇指指腹按揉翳风穴100～200次，以局部有酸痛感为宜。每天坚持，可治疗口噤不开。

脑血栓的防治

脑血管栓塞，又叫脑血管堵塞。是脑动脉主干或皮质支动脉由于某种原因导致管腔变厚、狭窄、闭塞，从而引起脑部的供血量减少，导致局部脑组织缺血缺氧而出现的神经系统症状。

病因

脑血栓比较常见的病因是动脉粥样硬化，但是糖尿病、高脂血症和高血压等都能够加速它的发展。脑血栓通常是由于在颅内外供应脑部的动脉血管壁发生病理性改变的基础上，在血流缓慢、血液成分改变或血液黏度增加等情况下形成了血栓，从而导致血管闭塞所致。

症状

（1）经常频繁地打哈欠。患缺血性的脑血栓患者，绝大多数人在发病之前5~10天会频繁地打哈欠，出现一种哈欠不止的症状。

（2）血压无法维持在正常的水平。脑血栓患者在患病之前经常会出现血压突然急剧上升或者急剧下降的现象，一般血压急降至80/50毫米汞柱以下，或是持续急剧上升到200/120毫米汞柱以上都是脑血管栓塞的早期症状。

（3）头痛。脑血管栓塞的一个明显的早期症状是患者会有突发性的剧烈头痛，而且可能伴有嗜睡、抽搐、昏迷等症状，有时候因为咳嗽也会导致或是加重头痛的症状，更有甚者常因为头痛剧烈而在夜间无法入睡。

处理方法

（1）脑血管栓塞并发危急且是在医院的话，应该告诉医生患者的真实情况，积极配合医生的治疗。

（2）如果病发时是在家中，那么在拨打120急救电话时应该说清楚发病时最为危急的情况，比如呼吸困难、昏倒在地、心前区剧痛等。除此之外，还要及时说清楚病人的相关信息。

注意事项

（1）患者应平卧休息，给予

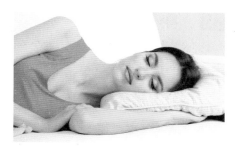

营养丰富、多维生素及易消化的食物。

（2）呕吐时，应将口腔内容物及时清除。

（3）多翻身，让肢体多做被动运动，避免肌肉萎缩和增加早日回复肌力。

✚ 预防

（1）控制好原发疾病。脑血管栓塞与高血压、糖尿病和高脂血症等有一定的关系，控制好血压、血糖以及血脂的水平。

（2）适当锻炼、增强自身抵抗力。

（3）保持情绪的舒畅、避免长期处于紧张的工作和生活压力下。

（4）要有正常的生活节奏以及生活规律，不能经常熬夜，避免作息无规律。

（5）尽量不穿一些衣领过高、过紧和过硬的衣服。

✚ 饮食建议

（1）饮食宜清淡，可适量多摄入蛋白质、维生素以及纤维素。

（2）饮食宜细软，烹饪方式最好是蒸、煮、炖、熬、清炒、氽、温伴等，切忌煎、炸、烤等烹饪方式。

（3）低盐饮食，平时不能吃太咸的食物，少吃或不吃腌制品。

（4）进食有度，避免因为摄食过多，进而导致肥胖，从而加大心脑血管疾病的诱因发生。

（5）宜吃芹菜、酸奶、山楂、西红柿、黑木耳、玉米、苹果、猕猴桃、柚子、木瓜、橘子、大蒜、茶叶、胡萝卜、海带。

（6）忌吃咸菜、酸菜、其他腌制品、白糖糕点、巧克力、巧克力饮品、蛋糕。

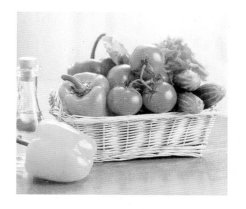

丝瓜蛋花汤

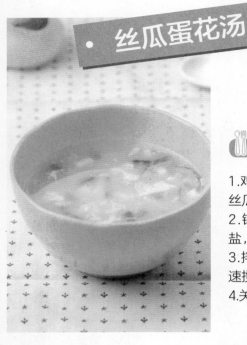

原料	丝瓜 200 克
	鸡蛋 1 个
调料	葱花少许
	盐、鸡粉、胡椒粉、
	食用油各适量

做法

1.鸡蛋打入碗内，搅散备用；去皮洗好的丝瓜对半切开，去除瓤，改切成片。
2.锅中注水烧开，加入适量油、鸡粉、盐，倒入丝瓜片，加入适量胡椒粉。
3.拌匀，煮约2分钟至熟，倒入蛋液，快速搅匀至熟。
4.关火，将蛋汤盛入盘内，撒入葱花即可。

西红柿猕猴桃沙拉

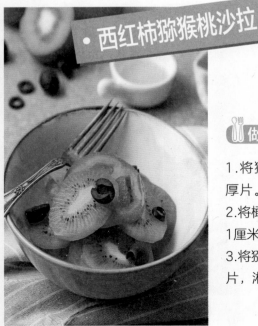

原料	猕猴桃 100 克
	番茄 80 克
调料	柠檬汁少许
	橄榄少许

做法

1.将猕猴桃去皮，切成每片约1厘米的厚片。
2.将橄榄切成薄片；再将番茄切成每片约1厘米的厚片。
3.将猕猴桃、番茄排列于盘中，撒上橄榄片，淋上适量柠檬汁即可。

✚ 按摩疗法

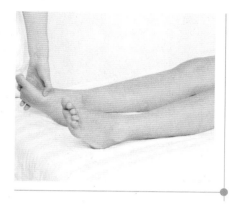

按摩太白穴

定位：太白穴位于足内侧缘，第1跖趾关节内侧隆起的后下方。

简便取穴法：仰卧或正坐，平放足底的姿势，太白穴位于足内侧缘，第1跖骨小头后下方凹陷处。

方法：取坐姿，一腿平伸，把对侧脚放到伸直腿的膝盖上，用拇指做小范围环形按揉。

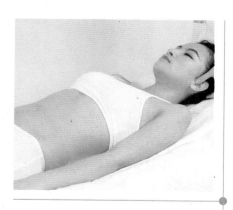

按摩听宫穴

定位：听宫穴位于面部耳屏前，下颌骨髁状突后缘，张口呈凹陷处。

简便取穴法：举双手，指尖朝上，掌心向前，将大拇指指尖置于耳屏前凹陷正中处，则拇指指尖所在之处即是。

方法：取坐姿，两手的中指分别放到同侧的穴位上，按压穴位时使中指指间关节略屈。

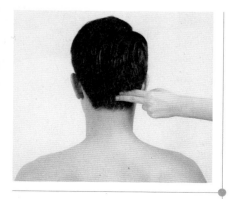

风府穴

定位：位于项部，后发际正中直上1寸，枕外隆凸直下，两侧斜方肌之间凹陷中。

简便取穴法：取坐位，低头。从开始长头发的地方，头发的边缘上一横指处，就是1寸（大拇指中间关节就是1寸）。

方法：将食、中指并拢，用两指腹揉按3分钟，坚持按摩，可治疗失音、癫狂、中风等病症。

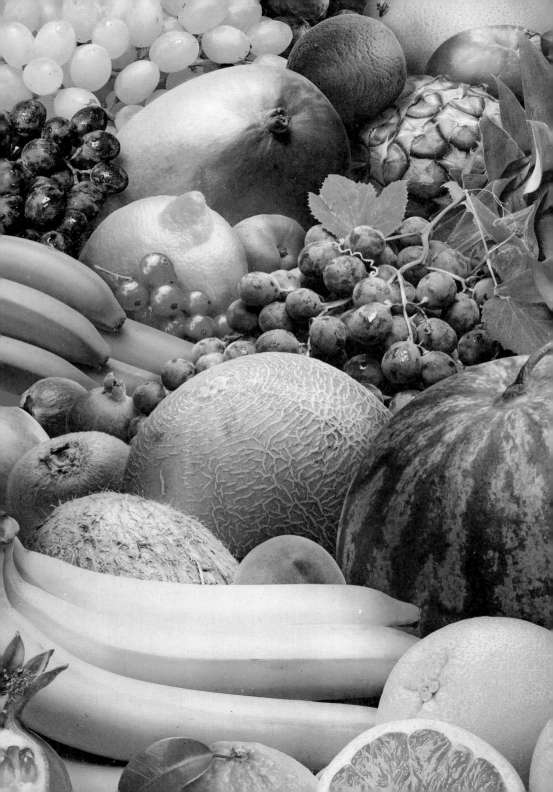

Part 3

吃对食物，防治心脑血管病

合理调整膳食是防治心血管病的重要措施。心脑血管疾病患者除了要注意摄入食物的种类，也要注意摄入食物的量，每餐吃七至八分饱为宜。本章将为大家介绍一些对心脑血管病有益的食物。

绿茶

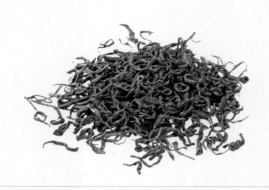

营养成分	富含了维生素A、维生素B$_1$、维生素B$_2$、维生素C、维生素E、磷、镁、钙、钠、钾等
食疗作用	平时多喝绿茶有助于预防和抗癌、防辐射、抗病毒菌、美容护肤、醒脑提神、护齿明目、降脂助消化等
养护血管作用	①绿茶含有茶多酚、儿茶素、叶绿素、氨基酸、维生素等营养成分，具有延缓衰老、防癌抗癌、杀菌消炎、清心除烦等作用 ②绿茶中的茶多酚能抑制动脉粥样硬化，对预防心脑血管疾病有一定的效果 ③饮用绿茶还可以保持血压稳定、辅助降低血糖
食用人群	①一般人均可饮用。尤适宜高血压、高脂血症、冠心病、动脉硬化、糖尿病、油腻食品食用过多者、醉酒者；长期吸烟饮酒过多，发热口渴、头痛目昏、小便不利及进食奶类食品过多者 ②胃寒的人不宜过多饮，过量会引起肠胃不适。神经衰弱者和失眠症者临睡前不宜饮茶，正在哺乳的妇女也要少饮茶，茶对乳汁有收敛作用

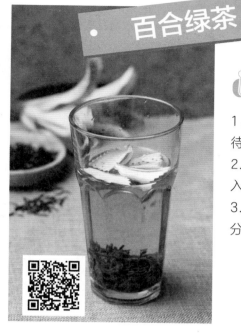

百合绿茶

原料 | 绿茶 15 克
鲜百合花少许

做法

1. 取一碗清水，倒入绿茶，清洗干净，待用。
2. 另取一个玻璃杯，倒入洗好的绿茶，放入洗净的鲜百合花。
3. 注入适量的开水，至七八分满，泡约 3 分钟即可。

三七绿茶

原料 | 绿茶 3 克
三七花 3 克

做法

1. 将绿茶放入杯中。
2. 将三七花洗净，放入杯中。
3. 往杯中倒入沸水，进行冲泡，静置 3 分钟后即可饮用。

豆浆

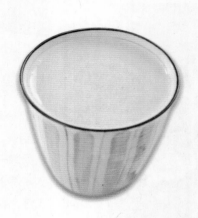

营养成分	豆浆含有丰富的植物蛋白、磷脂、维生素B_1、维生素B_2、烟酸和铁、钙等矿物质
食疗作用	有健脾养胃、补虚润燥、清肺化痰、通淋利尿、润肤美容之功效；常用作痰火咳喘、便秘淋浊等患者的食疗用品
养护血管作用	多喝鲜豆浆可预防老年痴呆症的发生，可维持正常的营养平衡，调节内分泌系统，降低血压、血脂，减轻心血管负担，增加心脏活力，优化血液循环，保护心血管，并有增强免疫等功效，所以有科学家称豆浆为"心血管保健液"
食用人群	①一般人群均可食用，特别适合女性和老人以及心脑血管患者 ②豆浆不宜过多食用，会引起消化不良，肾亏的人均不宜饮用

核桃燕麦豆浆

原料	水发黄豆 80 克
	燕麦 60 克
	核桃仁 20 克
调料	冰糖适量

做法

1.将备好的燕麦、已浸泡8小时的黄豆倒入碗中，加入适量清水，用手搓洗干净；将洗好的食材放入滤网，沥干水分，备用。

2.把备好的黄豆、燕麦、核桃仁、冰糖放入豆浆机中，注入适量清水，至水位线即可。

3.盖上豆浆机机头，选择"五谷"程序，开始打浆，待豆浆机运转约15分钟，即成豆浆。

4.把煮好的豆浆倒入滤网，滤取豆浆，将豆浆倒入碗中即可。

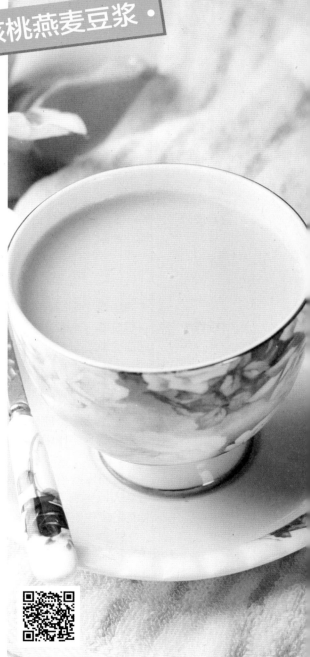

脱脂牛奶

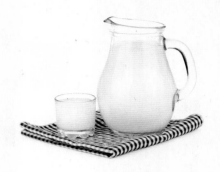

营养成分	牛奶中富含维生素A、维生素C、维生素D、维生素E、维生素K、钙、蛋白质等各种营养素，并且含多种抗癌物质，如：共轭亚油酸
食疗作用	多喝脱脂牛奶能有效防控高血压等疾病的出现，并且牛奶中含有维生素A、维生素C、钙、共轭亚油酸这些物质能有效防控癌症的发生
养护血管作用	①牛奶中的碘、锌和卵磷脂能大大提高大脑的工作效率 ②牛奶中的镁元素能促进心脏和神经系统的耐疲劳性 ③基于酵素的作用，牛奶还有消炎、消肿及缓和皮肤紧张的作用 ④儿童常喝鲜奶能促进骨骼发育 ⑤老人喝牛奶可补足钙质需求量，减少骨骼萎缩，降低骨质疏松症的发生概率
食用人群	①适宜肥胖人群、胃溃疡人群、高血压、高脂血症人群 ②经常接触铅的人、乳糖不耐者、牛奶过敏者、反流性食管炎患者不宜食用

苹果牛奶粥

原料	水发大米 150 克
	黄瓜 70 克
调料	苹果 50 克
	胡萝卜 30 克
	牛奶 400 毫升

做法

1.洗净的黄瓜、胡萝卜、苹果肉切小块。

2.砂锅注水烧热，倒入苹果块，煮至沸，倒入大米，搅拌匀，盖上盖，烧开后小火煮15分钟。

3.揭盖，倒入胡萝卜块搅匀，盖上盖，中火续煮20分钟。

4.揭盖，倒入黄瓜块，略煮，倒入牛奶搅匀，转大火略煮片刻。

5.关火后盛出即可。

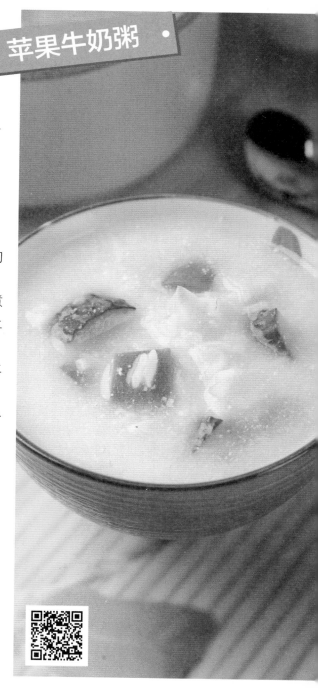

苹果

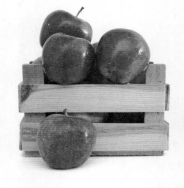
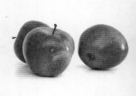

性味 性凉，味甘、酸。
归经 归脾、肺经。

营养成分	有科学家和医师把苹果称为"全方位的健康水果"。因为苹果含有丰富的糖类、维生素和微量元素，是所有蔬果中营养价值最接近完美的
食疗作用	能保持血糖的稳定，还能有效地降低胆固醇；改善呼吸系统和肺功能，协助人体顺利排出废物，减少有害物质对皮肤的危害；中和体内过多的酸性物质
养护血管作用	苹果富含多糖果酸及类黄酮、钾及维生素E和维生素C等营养成分，可使体内的脂肪分解，对预防和推迟动脉粥样硬化及其他心脑血管疾病发生有明显作用
食用人群	①慢性胃炎、消化不良、便秘、慢性腹泻、高血压、高脂血症和肥胖患者宜食用 ②胃寒病患者忌食
选购保存	①看苹果身上是否有条纹，越多的越好 ②苹果越红、越艳的好 ③挑大小匀称的，最好是中等大的 ④用手轻按下苹果，按得动的就是甜的，按不动的就是酸的

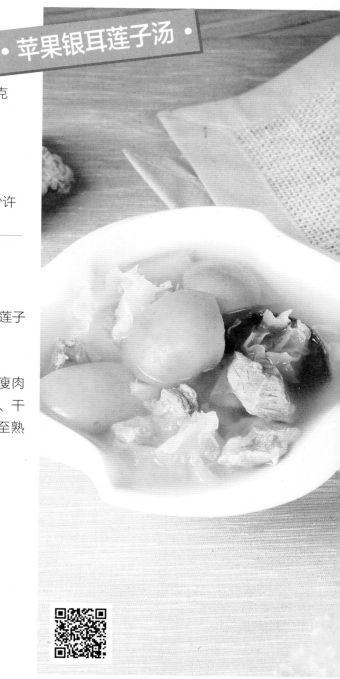

• 苹果银耳莲子汤 •

原料	水发银耳 180 克
	苹果 140 克
	水发莲子 80 克
	瘦肉 75 克
	干百合 15 克
	陈皮、姜片各少许
	水发干贝 25 克
调料	盐 2 克

做法

1.将苹果切成小瓣；莲子去除莲子心；瘦肉切块。

2.瘦肉汆水捞出。

3.砂锅中注入水烧热，倒入瘦肉块、苹果、莲子、银耳、干贝、干百合、姜片、陈皮拌匀，煮至熟透。

4.加入盐拌匀即成。

蓝莓

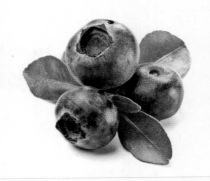

性味 性凉，味甘、酸。
归经 归心经、大肠经。

营养成分	蓝莓中富含糖和维生素C、维生素E、维生素A、B族维生素、熊果苷、蛋白质、花青素、膳食纤维以及丰富矿质元素
食疗作用	研究发现，吃蓝莓可使肠蠕动，防治便秘，可中和体内自由基，增强免疫系统，可缓解老年性记忆衰退，可帮助血管扩张，进而降低血栓及心脏病危险，并有助于调节血糖水平和防癌等
养护血管作用	蓝莓中含有丰富的花青素，能够防止动脉中弹性纤维被氧化，所以能防止血管变硬，使得血管壁强韧有弹性，从而降低血压。花青素还能促进血液循环，保持血管畅通，能有效帮助心脏动脉与静脉运送血液到身体的各个器官，使心脏功能正常运作
食用人群	①宜儿童、学生、电脑一族、上班一族、中老年人、心脏功能不佳等人群食用；②体虚便溏者不宜食用，大便溏薄、脾虚腹泻者不宜食用
选购保存	①看颜色，都是深紫色的比较好，浅色的只能说明还不成熟 ②看大小，大个的是人工养殖的，小个的有可能是野生的 ③看表皮，蓝莓放置时间久了会有小凹陷，就是腐烂的小坑

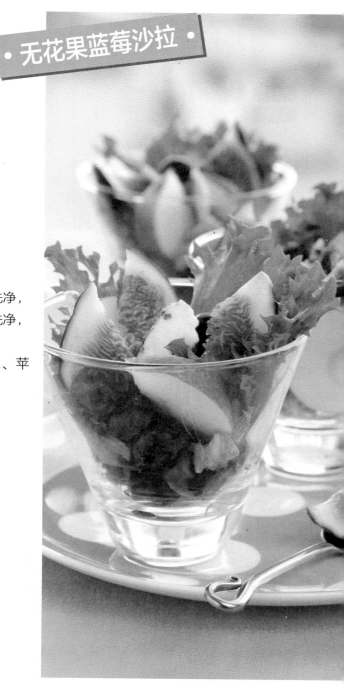

无花果蓝莓沙拉

原料 | 无花果 80 克
苹果 60 克
蓝莓 50 克
奶酪 20 克
核桃仁 10 克
生菜 10 克
沙拉酱 5 克

做法

1.无花果洗净，切块。生菜洗净，垫入杯中。蓝莓洗净。苹果洗净，切块。

2.将蓝莓、无花果、核桃仁、苹果、奶酪拌匀，装入杯中。

3.食用时，淋上沙拉酱即可。

猕猴桃

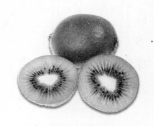

性味 性寒，味甘、酸。
归经 归胃、膀胱经。

营养成分	含有多种维生素、脂肪、蛋白质、钙、磷、铁、镁、果胶
食疗作用	能预防老年骨质疏松，防止老年斑形成，防治动脉硬化，改善心肌功能，防治心脏病等
养护血管作用	猕猴桃含有的膳食纤维不仅能够降低胆固醇，清除体内有害代谢物，还可抑制胆固醇在动脉内壁的沉积，从而防治动脉硬化，改善心肌功能，防治心脏病等心脑血管疾病
食用人群	①适合高血压、冠心病、肝炎、关节炎、尿道结石、食欲不振、消化不良者 ②脾胃虚寒、腹泻及糖尿病患者忌食
选购保存	①看外形，外观上体形饱满，颜色均匀，接近土黄色外皮的猕猴桃会更甜一些 ②看手感，注意表面是否完整，有没有凹陷的情况，是否有弹性，如果局部或者整体比较软的话，建议不要挑选 ③看颜色，建议选择较硬的为佳 ④一般果实比较软或者局部较软，是不建议挑选的，如果较软的话，都是不经放，容易坏掉的

黄瓜猕猴桃汁

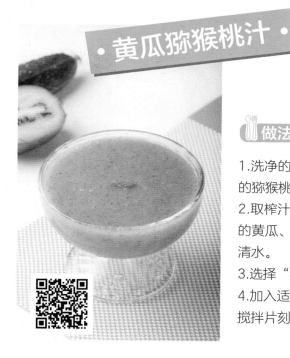

原料	黄瓜 120 克
	猕猴桃 150 克
调料	蜂蜜 15 克

做法

1.洗净的黄瓜切成条，再切丁；洗净去皮的猕猴桃切成块，备用。

2.取榨汁机，选择搅拌刀座组合，将切好的黄瓜、猕猴桃倒入搅拌杯中，加入适量清水。

3.选择"榨汁"功能，榨取蔬果汁。

4.加入适量蜂蜜，再选择"榨汁"功能，搅拌片刻，倒入杯中即可。

猕猴桃生菜汁

原料	猕猴桃 1 个
	生菜 20 克
调料	盐 2 克

做法

1.猕猴桃洗净剥皮，取果肉；生菜洗净，切断，焯水后捞起，以冰水浸泡片刻，沥干。

2.将所有材料倒入榨汁机内榨成汁。

菠萝

性味 性平，味甘、微涩。
归经 归脾、胃经。

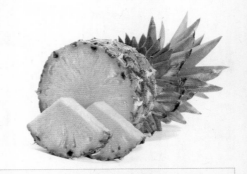

营养成分	菠萝中含有大量的果糖、葡萄糖、B族维生素、维生素C、磷、柠檬酸和蛋白酶等物质
食疗作用	能帮助消化、改善局部的血液循环、稀释血脂、消除炎症和水肿。此外，菠萝中所含的糖、酶有一定的利尿作用，对肾炎和高血压者有益
养护血管作用	菠萝中含有丰富的钾，钾可以调节细胞内的酸碱平衡，参与细胞内糖和蛋白质的代谢，有助于维持神经健康、心跳规律正常，可以预防脑卒中等心脑血管疾病
食用人群	①特别适宜身热烦躁者、肾炎、高血压、支气管炎、消化不良者 ②溃疡病、肾脏病、凝血功能障碍患者，发热及患有湿疹、疥疮者忌食
选购保存	①外观形态：果实呈圆柱形或两头稍尖的卵圆形，大小均匀，外形端正，芽眼数少 ②果肉组织：切开后，果目浅而小，内部淡黄色，果肉厚而果芯细小的菠萝为优 ③果实的硬度：用手轻压，坚硬而无弹性的是生菠萝 ④鼻子闻：香气是否浓郁

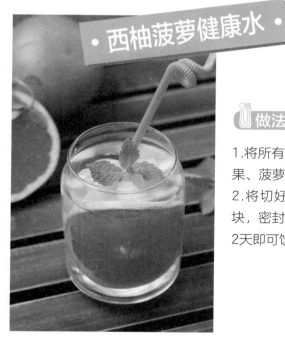

·西柚菠萝健康水·

原料 | 西柚半个
苹果半个
菠萝半个

做法

1.将所有食材洗净，去皮，西柚切片，苹果、菠萝切块。

2.将切好的食材放入纯净水中，加入冰块，密封好后放入冰箱中，放置一晚后第2天即可饮用。

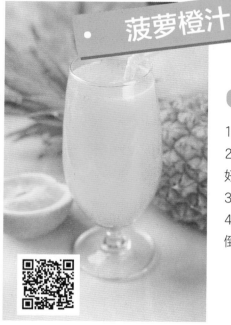

菠萝橙汁

原料 | 菠萝肉 100 克
橙子肉 70 克

做法

1.菠萝肉切小丁块；橙子肉切小块。

2.取榨汁机，选择搅拌刀座组合，倒入切好的菠萝肉、橙子肉。

3.注入适量清水，盖好盖子。

4.选择"榨汁"功能，榨取果汁，断电后倒出橙汁，装入备好的杯中即成。

芹菜

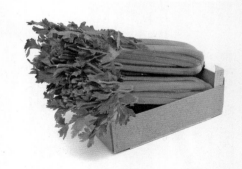

性味 性凉，味甘、辛。

归经 归肺、胃经。

营养成分	含蛋白质、甘露醇、膳食纤维，还含有丰富的维生素A、维生素C、维生素P、钙、铁、磷等
食疗作用	芹菜具有清热除烦、平肝、利水消肿、凉血止血的作用，对高血压、头痛、头晕、黄疸、水肿、小便热涩不利、妇女月经不调、赤白带下、腮腺炎等病症有食疗作用
养护血管作用	①芹菜中含有比较丰富的曲克芦丁（维生素P），可加强维生素E的作用，从而降低血压和血脂，对妊娠性、原发性、更年期高血压均有明显疗效 ②芹菜中的矿物质元素和维生素，有镇静和保护血管、增强骨骼发育、预防缺铁性贫血和促进胃肠蠕动的作用 ③芹菜中还含有酊剂，对早期高血压有明显的疗效，而且还能降低胆固醇，对冠状动脉硬化患者也有益处
食用人群	①适宜高血压患者、动脉硬化患者 ②脾胃虚寒者、肠滑不固者忌食
选购保存	①要选色泽鲜绿、叶柄厚、茎部稍呈圆形、微向内凹的芹菜 ②用保鲜膜将茎叶包紧，根部朝下，竖直放入水中，水没过芹菜根部5厘米，可让芹菜一周内不老

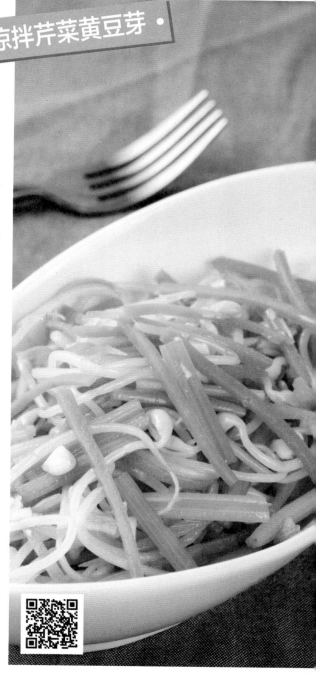

凉拌芹菜黄豆芽

原料	黄豆芽 100 克
	芹菜 80 克
	胡萝卜 90 克
	蒜末少许
调料	盐少许
	白糖 4 克
	芝麻油 2 毫升
	陈醋、食用油各少许

做法

1. 洗净去皮的胡萝卜切成片，再切成丝；择洗干净的芹菜切成段。

2. 锅中注入适量清水烧开，放入盐，淋入少许食用油，倒入切好的胡萝卜，煮半分钟。

3. 放入洗净的黄豆芽，倒入芹菜段，搅拌均匀，再煮半分钟，把焯好的食材捞出，沥干水分。

4. 将焯过水的食材装入碗中，加入少许盐，撒入备好的蒜末，放入白糖、陈醋、芝麻油拌匀。

5. 将拌好的食材装入盘中即可。

黄瓜

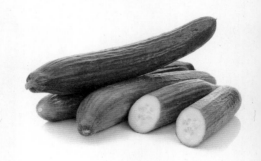

性味 性凉，味甘，有小毒。
归经 归肺、大肠经。

营养成分	含蛋白质、膳食纤维、矿物质、维生素等，并含有多种游离氨基酸
食疗作用	黄瓜具有除湿、利尿、降脂、镇痛、促消化的功效，对肥胖者和高血压、高脂血症患者有利
养护血管作用	①黄瓜含有丰富的纤维素，对促进人体肠道代谢和降低胆固醇有一定作用 ②黄瓜还有抗自由基氧化、抑制血小板聚集，从而降低心肌梗死和脑梗死的危险性 ③黄瓜中所含的丙醇二酸，可抑制糖类物质转变为脂肪，进而减轻心脏的负担，预防心脑血管疾病
食用人群	脾胃虚弱、胃寒、腹痛腹泻、肺寒咳嗽者不宜食用
选购保存	①宜选购外表有刺突起，且头上顶着新鲜黄花的黄瓜 ②保存黄瓜要先将表面的水分擦干，再放入密封保鲜袋中，封好袋口后放入冰箱冷藏即可

黄瓜酿肉

原料	肉末 150 克
	黄瓜 200 克
调料	盐、生粉各适量
	食用油、胡椒粉各少许

 做法

1. 洗净的黄瓜去皮切段，做成黄瓜盅。

2. 肉末加盐、生粉、油、胡椒粉拌匀，腌渍。

3. 锅中注水烧开，加入食用油，放入黄瓜段煮至断生，捞出备用。

4. 在黄瓜盅内抹上少许生粉后，再放入肉末，备用。

5. 蒸锅注水烧开，放入备好的食材，蒸5分钟，取出即可。

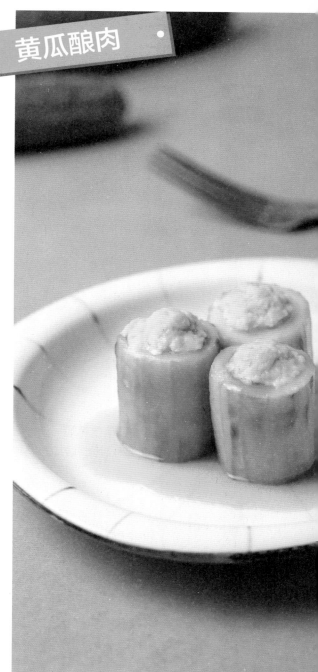

豌豆苗

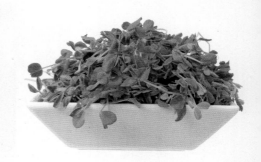

性味 性平，味甘。
归经 归脾、胃经。

营养成分	豌豆苗富含钙质、B族维生素、维生素C和胡萝卜素等营养素
食疗作用	豌豆苗中富含人体所需的多种营养物质，能增强机体免疫功能，因含胡萝卜素，食用后可防止人体致癌物质的合成，从而减少癌细胞的形成，降低人体癌症的发病率。并且它含粗纤维，能促进大肠蠕动，保持大便通畅，起到清洁大肠的作用
养护血管作用	因豌豆苗含钙质、B族维生素、维生素C和胡萝卜素，能有效辅助降血压、增加心肌功能、疏通血管等主要作用
食用人群	①豌豆苗性质平和，适合任何人食用 ②体质燥热者，易诱发黄疸，故不宜服用
选购保存	①宜选叶身鲜嫩呈深绿色，呈小巧形状 ②豆苗不宜保存，建议现买现食，或放入已打洞的透气保鲜袋，放雪柜内做短暂储存

凉拌豌豆苗

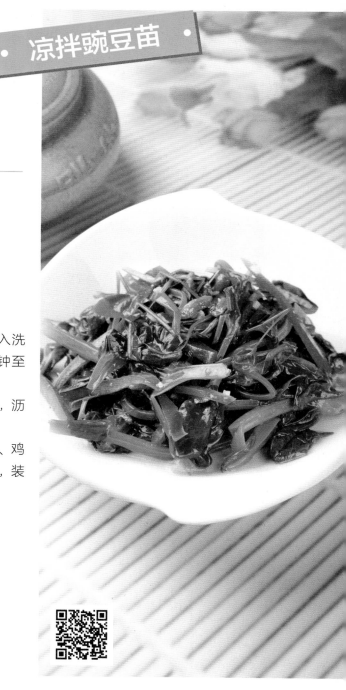

原料	豌豆苗 200 克
	彩椒 40 克
	枸杞 10 克
	蒜末少许
调料	盐 2 克
	鸡粉 2 克
	芝麻油 2 毫升
	食用油适量

做法

1.洗好的彩椒切丝，备用。

2.水烧开，放入食用油，加入洗净的枸杞和豌豆苗，煮半分钟至断生。

3.把煮好的枸杞和豌豆苗捞出，沥干水分，装入碗中。

4.放入蒜末、彩椒丝，加入盐、鸡粉，淋入芝麻油，用筷子搅匀，装盘即可。

洋葱

性味 性温，味甘、微辛。
归经 归肝、脾、胃经。

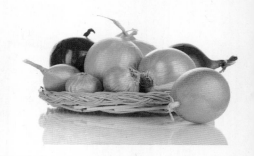

营养成分	富含蛋白质、粗纤维、胡萝卜素、维生素B_1、维生素B_2和维生素C
食疗作用	洋葱具有散寒、健胃、发汗、祛痰、杀菌、降血脂、降血压、降血糖、抗癌之功效
养护血管作用	①洋葱含有前列腺素A，有扩张血管、降低血压和血液黏稠度、预防心脑血管疾病的作用。洋葱所含的二烯丙基二硫化合物和含硫氨基酸等物质，具有明显的降血脂作用 ②洋葱中的纤维素对人体十分有益，因为纤维素可以在肠道里吸收胆固醇和胆汁酸，因此可以降低人体血液中的胆固醇 ③洋葱还含有能激活血溶纤维蛋白活性的成分，正是这种成分可以防止血栓的形成，同时舒张血管、减少外周血管和心脏冠状动脉的阻力
食用人群	①高血压、高脂血症、动脉硬化、糖尿病等患者适宜 ②皮肤瘙痒症、眼疾以及胃、肺发炎者，热病患者忌吃
选购保存	①要挑选球体完整、没有裂开或损伤、表皮完整光滑的洋葱 ②应将洋葱放入网袋中保存，然后悬挂在室内阴凉通风处，或者放在有透气孔的专用陶瓷罐中

芝麻洋葱拌菠菜

原料	菠菜 200 克
	洋葱 60 克
	芝麻少许
调料	盐少许
	食用油少许

做法

1.去皮洗好的洋葱切成丝；择洗干净的菠菜切去根部。

2.锅中注入适量清水，淋入食用油，放入菠菜，搅匀，焯煮半分钟。

3.倒入洋葱丝，搅匀，再煮半分钟，捞出焯煮好的食材，沥干水分。

4.将煮好的菠菜、洋葱装入碗中，加入盐，拌匀，撒上少许芝麻。

5.将拌好的食材装入盘中即可。

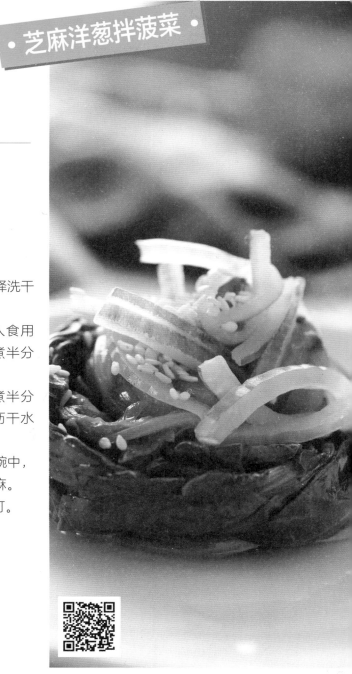

土豆

性味 性平，味甘。
归经 归胃、大肠经。

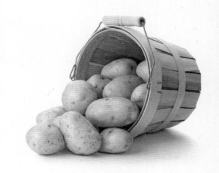

营养成分	富含糖类，特别是淀粉质含量高，还含有蛋白质、脂肪、维生素B_1、维生素B_2、维生素C和钙、磷、铁等
食疗作用	土豆具有和胃调中、健脾益气、补血强肾等多种功效，可预防癌症和心脏病，帮助通便，并能增强机体免疫力
养护血管作用	①土豆能供给人体大量有特殊保护作用的黏液蛋白，能保持消化道、呼吸道以及关节腔、浆膜腔的润滑，预防心血管系统的脂肪沉积，保持血管的弹性，有利于预防动脉粥样硬化等心脑血管疾病的发生 ②土豆所含的钾还能取代体内的钠，同时能将钠排出体外，有利于高血压患者的康复
食用人群	①心脑血管疾病、体质虚弱、免疫力差人群宜多吃 ②糖尿病患者、腹胀者不宜食用
选购保存	①应选择个头结实、没有出芽、颜色单一的土豆 ②土豆可以与苹果放在一起，因为苹果产生的乙烯会抑制土豆芽眼处的细胞生长

• 芹菜炒土豆丝 •

原料	土豆 150 克
	芹菜 100 克
	葱少许
调料	盐、醋和食用油各适量

 做法

1.将芹菜去叶、根，切成段；葱切成末；土豆削皮，切成细丝，放沸水中焯水，捞出过凉水沥干。

2.将盐、醋放碗内，兑成汁。

3.热油锅中放土豆丝、芹菜翻炒，倒入兑好的汁，翻炒入味即可。

• 土豆丝蒜苗沙拉 •

原料	土豆 200 克
	蒜苗 100 克
	红辣椒 1 个
调料	盐、醋、橄榄油各少许

 做法

1.土豆切丝，泡在凉水中以洗去淀粉。

2.蒜苗用清水洗净，切段；红辣椒切丝。

3.土豆丝放入烧沸的盐水（6杯水、2小勺盐）中焯1分钟，然后用凉水冲洗，沥干备用。

4.把土豆丝、蒜苗段和红辣椒丝放入碗中与盐、醋、橄榄油拌匀，盛盘。

玉米

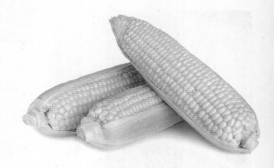

性味 性平，味甘。
归经 归脾、肺经。

营养成分	含蛋白质、脂肪、糖类、胡萝卜素、B族维生素、维生素E及丰富的钙、铁、铜、锌等多种矿物质
食疗作用	玉米有开胃益智、宁心活血、调理中气等功效，还能降低血脂，可延缓人体衰老、预防脑功能退化、增强记忆力
养护血管作用	玉米富含不饱和脂肪酸，尤其是亚油酸的含量甚高，这种成分能降低人体胆固醇的含量，防止其沉积在血管壁上，从而减少动脉硬化的发生，因此，常吃玉米，对动脉硬化、冠心病、高脂血症及高血压等心脑血管疾病具有一定防治作用
食用人群	①一般人均可食用，特别适合脾胃虚弱、动脉硬化、冠心病、高脂血症、高血压患者 ②干燥综合征、更年期综合征且属阴虚火旺者不宜食用
选购保存	①苦玉米以整齐、饱满、无隙缝、色泽金黄、表面光亮者为佳 ②保存玉米需将外皮及毛须去除，洗净后擦干 ③用保鲜膜包起来放入冰箱中冷藏

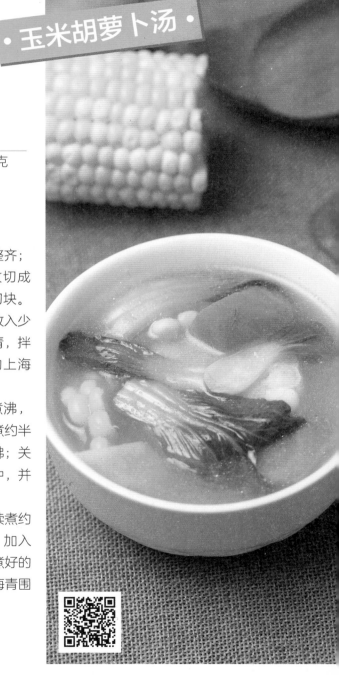

·玉米胡萝卜汤·

原料	胡萝卜 200 克 玉米棒 150 克 上海青 100 克 姜片少许
调料	盐、鸡粉各 3 克 食用油少许

做法

1.把洗净的上海青切开，修整齐；洗净的玉米棒切去根部，改切成段；去皮洗净的胡萝卜切滚刀块。

2.锅中注入适量清水烧开，放入少许食用油；倒入切好的上海青，拌匀，焯煮至熟；捞出焯好的上海青，沥干水分待用。

3. 另起锅，注入适量清水煮沸，倒入切好的玉米、胡萝卜，煮约半分钟；撒上姜片，用大火煮沸；关火，将锅中的材料倒入砂煲中，并将砂煲放置于旺火上。

4.盖上盖，煮沸后用中小火续煮约20分钟至食材熟透；揭盖，加入盐、鸡粉，用锅勺拌匀，将煮好的汤盛入汤碗中，用煮熟的上海青围边即可。

小米

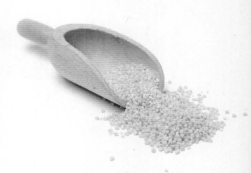

性味 性凉，味甘、咸；性寒，味苦。
归经 归脾、肾经。

营养成分	小米含有淀粉、蛋白质、脂肪、钙、磷、铁、维生素B_1、维生素B_2及胡萝卜素等营养成分
食疗作用	小米有健脾、和胃、安眠等食疗作用，对体虚乏力等症有食疗效果，并有缓解精神压力、紧张情绪等作用
养护血管作用	小米中含有多种维生素和矿物质，能抑制血管收缩，降低血压，防治动脉硬化，同时还可健脾益气、补虚、降脂降糖
食用人群	①脾胃虚弱、反胃呕吐、食欲缺乏、消化不良、泄泻等患者可食用 ②气滞者忌用，体质虚寒者少食
选购保存	①应选正规商场和较大型的超市购买 ②宜买大小和颜色均匀、无虫、无杂质的小米 ③贮存于低温干燥避光处

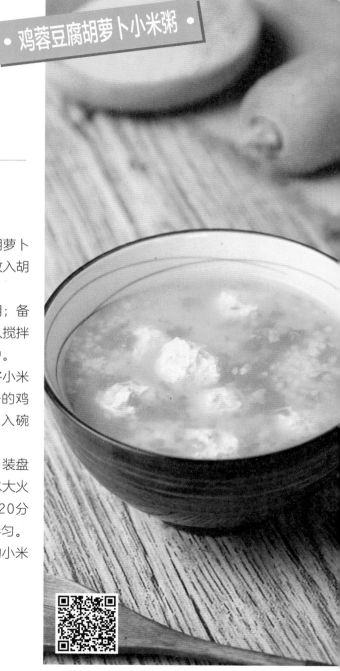

• 鸡蓉豆腐胡萝卜小米粥 •

原料	小米 50 克
	豆腐 30 克
	胡萝卜 30 克
	鸡肉 50 克
调料	盐少许

做法

1.鸡肉切成丁；豆腐切块；胡萝卜切圆片；电蒸锅注水烧开，放入胡萝卜；蒸13分钟至熟透。

2.用勺子将胡萝卜压碎，待用；备好绞肉机，将鸡肉、豆腐倒入搅拌杯；将打好的鸡肉泥倒入碗中。

3.加入盐，搅拌匀，待用；将小米洗净，浸泡30分钟；将拌好的鸡肉泥捏制成丸子；把丸子倒入碗中，注入适量开水。

4.将氽烫至半熟的丸子捞出，装盘待用；奶锅中注入适量的清水大火烧热；倒入小米，用小火煮20分钟；倒入胡萝卜碎、丸子，拌匀。

5. 续煮2分钟至熟；将煮好的小米粥盛出装入碗中即可。

红薯

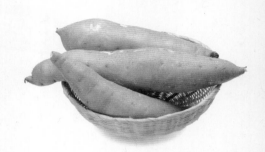

性味 性平，微凉，味甘。

归经 归脾、胃经。

营养成分	红薯含有膳食纤维、胡萝卜素、维生素A、B族维生素、维生素C、维生素E以及钾、铁、铜、硒、钙等微量元素
食疗作用	红薯具有补虚乏、益气力、健脾胃、强肾阴以及和胃、暖胃、益肺等功效。常吃红薯能预防肝脏和肾脏中的结缔组织萎缩，预防胶原病的发生
养护血管作用	①红薯中含有的β-胡萝卜素和维生素C有抗脂质氧化、预防动脉粥样硬化；叶酸和维生素B_6有助于降低血液中半胱氨酸水平，避免其损伤动脉血管 ②红薯中还含有大量黏液蛋白、黏液多糖等，它们能保持人体心血管壁的弹性，防止动脉粥样硬化，预防心脑血管疾病发生
食用人群	①胃及十二指肠溃疡的患者不宜食用 ②湿阻脾胃、气滞食积者应慎食
选购保存	①应优先挑选纺锤形的红薯 ②烂红薯有毒不要挑，也不要买发芽的以及表皮呈黑色或褐色斑点的红薯 ③不宜与土豆放在一起，二者犯忌 ④保存红薯要保持干燥，不宜放在塑料袋中保存

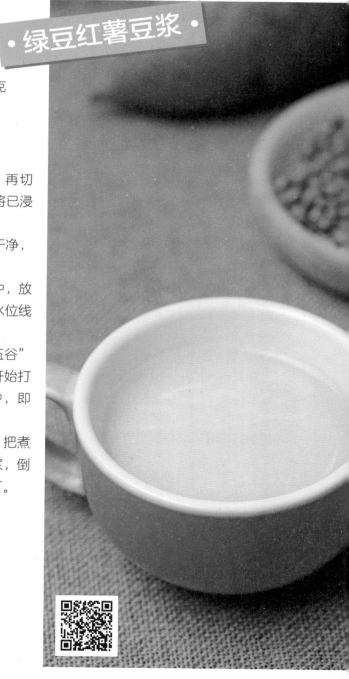

· 绿豆红薯豆浆 ·

原料 水发绿豆 50 克
红薯 40 克

做法

1.洗净去皮的红薯切厚片，再切条，改切成小方块，备用；将已浸泡8小时的绿豆倒入碗中。

2.加入适量清水，用手搓洗干净，将洗好的绿豆沥干水分。

3.把洗好的绿豆倒入豆浆机中，放入红薯，注入适量清水，至水位线即可。

4.盖上豆浆机机头，选择"五谷"程序，再选择"开始"键，开始打浆，待豆浆机运转约15分钟，即成豆浆。

5.将豆浆机断电，取下机头，把煮好的豆浆倒入滤网，滤取豆浆，倒入杯中，用汤匙撇去浮沫即可。

燕麦

性味 性温，味甘。
归经 归脾、心经。

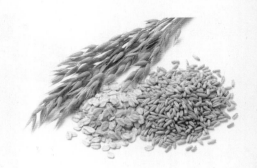

营养成分	燕麦中含有亚油酸、蛋白质、脂肪、人体必需的8种氨基酸、维生素E及钙、磷、铁等微量元素
食疗作用	燕麦具有健脾、益气、补虚、止汗、养胃、润肠的食疗作用，可预防动脉硬化、脂肪肝、糖尿病、冠心病
养护血管作用	①燕麦含有亚油酸、蛋白质、脂肪、人体必需的8种氨基酸、维生素E及钙、磷、铁等微量元素，可为心脑血管病患者提供丰富的营养 ②燕麦具有健脾、益气、补虚、止汗、养胃、润肠的功效。燕麦不仅可预防动脉粥样硬化、脂肪肝、糖尿病、冠心病，而且对便秘以及水肿等都有很好的辅助治疗作用，可增强人的体力、延年益寿
食用人群	腹胀、消化不良者应慎食
选购保存	①应挑选大小均匀、质实饱满、有光泽的燕麦粒 ②密封后存放在阴凉干燥处

燕麦南瓜粥

原料	燕麦 30 克
	大米 50 克
	小南瓜 1 个
调料	盐适量

做法

1.将小南瓜削皮切成块；大米洗净，浸泡1小时。

2.锅置火上，将大米放入锅中，加水，大火煮沸后转小火煮20分钟；放入小南瓜块，煮10分钟；加入燕麦，小火煮10分钟，出锅前加盐即可。

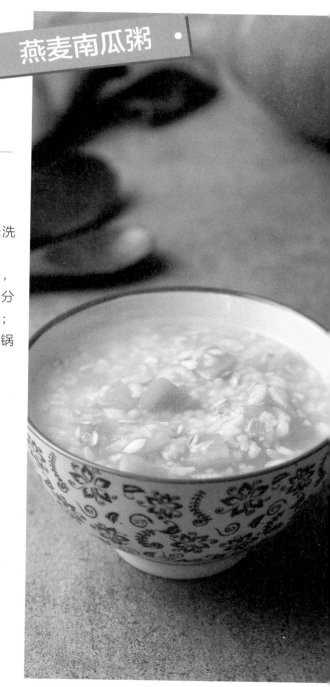

黄豆

性味 性平，味甘。
归经 归脾、大肠经。

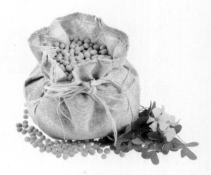

营养成分	蛋白质、糖类、膳食纤维、灰分、维生素A、胡萝卜素、钙、磷、钾、钠、镁、铁
食疗作用	黄豆具有补脾益气、消热解毒的功效。对于动脉硬化、高血压、冠心病、糖尿病、气血不足、营养不良、癌症等患者具有很好的食疗作用
养护血管作用	黄豆中的卵磷脂可除掉附在血管壁上的胆固醇，防止血管硬化，预防心血管疾病，保护心脏，还含有可溶性纤维，既可通便，又可减少胆固醇。黄豆含有的植物固醇有降低血液胆固醇的作用，它在肠道内可与胆固醇竞争，减少胆固醇吸收，有很好的降脂效果
食用人群	①适合动脉硬化、高血压、冠心病、高脂血症、癌症等患者 ②消化功能不良、胃脘胀痛、腹胀等有慢性消化道疾病的人应尽量少食
选购保存	①选购黄豆时以颗粒饱满、大小均匀、无杂色、无霉烂、无虫蛀、无破皮的为好黄豆 ②可将黄豆晒干，再用塑料袋装起来，放在阴凉干燥处保存

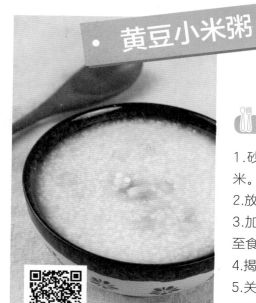

黄豆小米粥

原料	小米 120 克
	水发黄豆 80 克
调料	盐 2 克

做法

1.砂锅中注入清水烧开，倒入泡好的小米。
2.放入泡好的黄豆，拌匀。
3.加盖，用大火煮开后转小火续煮1小时至食材熟软。
4.揭盖，加入盐，拌匀调味。
5.关火后盛出煮好的粥，装在备好的碗中即可。

黄豆香菜汤

原料	水发黄豆 220 克
	香菜 30 克
调料	盐少许

做法

1. 将洗净的香菜切长段； 砂锅中注入适量清水烧热，倒入洗净的黄豆； 盖上盖，大火烧开后转小火煮约30分钟。
2.揭盖，按压几下，再撒上切好的香菜，搅散；盖盖，用小火续煮约10分钟，至食材熟透。
3. 揭盖，搅拌几下，关火后盛出煮好的黄豆汤；将汤汁滤在碗中，饮用时加入少许盐，拌匀即可。

海带

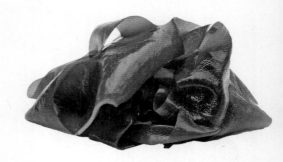

性味 性寒，味咸。

归经 归肝、胃、肾经。

营养成分	海带富含蛋白质、碘、钾、钙、钠、镁、铁、铜、硒、维生素A、藻多糖等营养成分
食疗作用	海带能化痰、软坚、清热、降血压、防治夜盲症、维持甲状腺正常功能
养护血管作用	①海带中的甘露醇与碘、钾、烟酸等协同作用，对防治动脉硬化、高血压等心脑血管疾病，都有较好的效果 ②海带中的优质蛋白质和不饱和脂肪酸，对心脏病、糖尿病、高血压也有一定的防治作用
食用人群	①缺碘、高血压、高脂血症、冠心病、糖尿病、动脉硬化、骨质疏松、营养不良性贫血以及头发稀疏者可多食 ②脾胃虚寒的人慎食，甲亢中碘过盛型的病人要忌食
选购保存	①质厚实、形宽长、身干燥、色淡黑褐或深绿、边缘无碎裂或黄化现象的，才是优质海带 ②将干海带洗净，煮30分钟后切成条，装入保鲜袋中放入冰箱里冷藏

·黄豆芽拌海带·

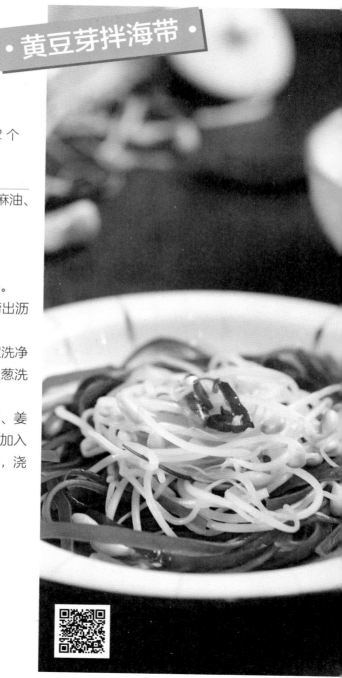

原料	海带 300 克
	黄豆芽 100 克
	蒜瓣、红干椒各 2 个
	葱小半根
	姜适量
调料	醋、盐、酱油、芝麻油、白糖各 1 匙

做法

1. 将海带洗净切成丝，汆烫熟。

2. 将黄豆芽洗净，汆烫熟，捞出沥干，放到海带丝上面。

3. 大蒜捣成蒜泥，姜、红干椒洗净切成丝，将三者放入小碗中；葱洗净切成葱花，撒在黄豆芽上。

4. 烧热芝麻油，浇在装有蒜泥、姜丝、红干椒丝的小碗内爆香，加入盐、酱油、白糖、醋调成芡汁，浇在黄豆芽和海带上拌匀即可。

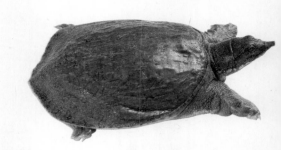

甲鱼

性味 性平，味甘。
归经 归肝经。

营养成分	甲鱼富含蛋白质、无机盐、维生素A、维生素B$_1$、维生素B$_2$、烟酸、糖类和脂肪
食疗作用	甲鱼具有益气补虚、滋阴壮阳、益肾健体、净血散结等食疗作用
养护血管作用	①甲鱼有较好的净血作用，常食者可降低血清胆固醇，因而对高血压、冠心病等心脑血管疾病患者有益 ②甲鱼中还含有丰富的钾，钾在人体内起着维持细胞内外渗透压和酸碱平衡的作用，可以排除人体内多余的钠，从而有效预防和降低高血压的发生
食用人群	①适宜体质衰弱以及高脂血症症、动脉硬化、冠心病、高血压患者食用 ②孕妇、脾胃阳虚、失眠者，肠胃炎、胃溃疡、胆囊炎等消化系统疾病忌食
选购保存	①甲鱼要选背部呈橄榄色，上有黑斑，腹部为乳白色的 ②可以将甲鱼养在冰箱冷藏室的果盘盒内，既可以防止蚊子叮咬，又可延长甲鱼的存活时间

• 阿胶山杞炖甲鱼 •

原料	甲鱼块 600 克
	山药 10 克
	枸杞 10 克
	阿胶 15 克
	清鸡汤、姜片各适量
调料	盐、鸡粉各 2 克
	料酒 10 毫升

做法

1 沸水锅中倒入甲鱼块、料酒略煮。捞出甲鱼，放入炖盅里，倒入鸡汤、姜片、山药、枸杞、清水。

2 蒸锅中注入水烧开，把阿胶放入炖盅，炖盅里加入清水，大火炖90分钟，取出阿胶搅匀。

3 在炖盅里加入盐、鸡粉、料酒，倒入阿胶拌匀，续炖30分钟取出即可。

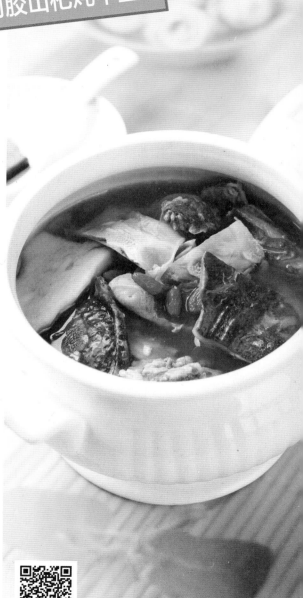

带鱼

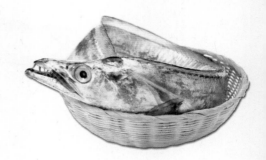

性味 性温，味甘。
归经 归肝、脾经。

营养成分	含有蛋白质、脂肪、维生素B$_1$、维生素B$_2$和烟酸、钙、磷、铁、碘等成分
食疗作用	带鱼具有暖胃、滋润肌肤、补气、养血、健美以及强心补肾、舒筋活血、消炎化痰、醒脑止泻、消除疲劳、提精养神之食疗作用
养护血管作用	①带鱼含丰富二十五碳五烯酸，二十五碳五烯酸则俗称血管清道夫，对降低血脂有益。 ②带鱼中丰富的镁元素也对心脑血管系统有很好的保护作用，有利于预防高血压、心肌梗死等心脑血管疾病
食用人群	①适宜久病体虚、血虚头晕、皮肤干燥之人食用 ②疥疮、湿疹等皮肤病或皮肤过敏者、癌症患者不宜食用
选购保存	①新鲜带鱼为银灰色，有光泽；带鱼表面发黄，就说明不新鲜 ②将带鱼清洗干净，擦干，剁成大块，抹上一些盐和料酒，再放到冰箱冷冻，这样就可以长时间保存，还能腌渍入味 ③如不冷冻，则需尽快食用

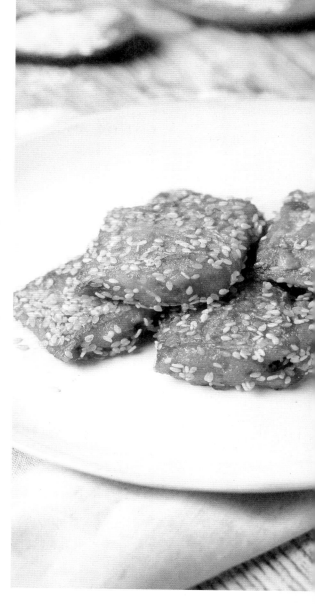

芝麻带鱼

原料	带鱼 140 克
	熟芝麻 20 克
	姜片、葱花各少许
调料	盐、鸡粉各 3 克
	生粉 7 克
	生抽 4 毫升
	水淀粉、辣椒油、老抽、食用油、料酒各适量

做法

1.用剪刀把处理干净的带鱼鳍剪去，再切成小块。

2.将带鱼块装入碗中，放入姜片。加入少许盐、鸡粉、生抽，拌匀。倒入少许料酒，搅拌匀，放入生粉，拌匀，腌渍15分钟至入味。

3.热锅注油，烧至六成热，放入带鱼块，炸至带鱼呈金黄色。锅底留油，倒入少许清水。淋入适量辣椒油。加入适量盐、鸡粉、生抽，拌匀煮沸。倒入水淀粉，调成浓汁，淋入老抽，炒匀上色。

4.放入带鱼块，炒匀，撒入葱花，炒出葱香味。炸带鱼的时候，要控制好时间和火候，以免炸焦。

5.盛出炒好的带鱼，装入盘中，撒上熟芝麻即可。

鸭肉

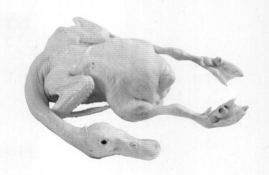

性味 性寒，味甘、咸。
归经 归脾、胃、肺、肾经。

营养成分	鸭肉富含蛋白质、B族维生素、维生素E以及铁、铜、锌等微量元素
食疗作用	鸭肉具有养胃滋阴、清肺解热、大补虚劳、利水消肿的食疗作用
养护血管作用	鸭肉的蛋白质含量比畜肉高得多。而鸭肉的脂肪、糖类含量适中，脂肪均匀地分布于全身组织中，有降低胆固醇的作用，对防治心脑血管疾病有益，对于担心摄入太多饱和脂肪酸形成动脉粥样硬化的人尤为适宜
食用人群	①适用于体内有热、上火的人食用；发低热、体质虚弱、食欲不振、大便干燥和水肿的人，食之更佳 ②感冒患者不宜食用
选购保存	①要选择肌肉新鲜、肉白紧实、皮色有光泽的鸭肉 ②保存鸭肉的方法很多，可冷藏；我国农村用熏、腊、风、腌制等方法保存

白果老鸭汤

原料	鸭肉块 350 克
	白果仁 100 克
	姜片 6 克
调料	盐 2 克
	料酒 20 毫升

做法

1.锅中注水烧开，放入洗净的白果仁煮1分钟至断生，捞出沥干，待用。

2.另起锅，注入适量清水烧开，放入洗好的鸭肉块汆煮约2分钟，捞出沥干。

3.锅中放入汆煮好的鸭肉块，注入约500毫升清水，煮约2分钟至略微沸腾。

4.加入姜片、料酒搅匀，掠去浮沫，然后加盖用小火炖1小时至食材熟软。加入白果，煮至沸腾，加盖炖5分钟至白果熟软。

5.加盐调味后即可出锅装盘。

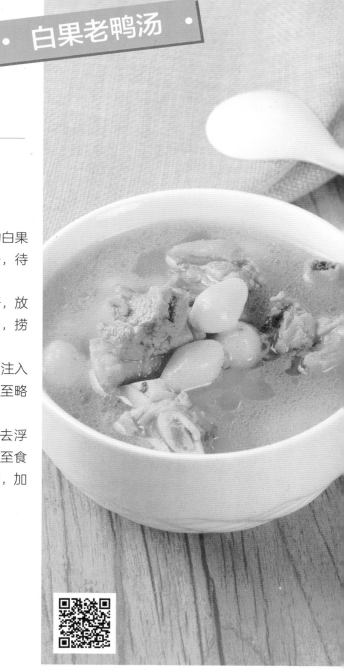

鸡胸肉

性味 性平、温，味甘。

归经 归脾、胃经。

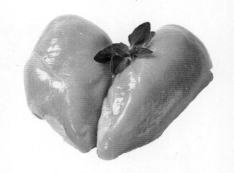

营养成分	鸡肉富含蛋白质、脂肪、糖类、维生素B_1、维生素B_2、烟酸、钙、磷、钠、氯、硫等营养元素
食疗作用	鸡肉具有温中益气、补精添髓、益五脏、补虚损、健脾胃、强筋骨的食疗作用
养护血管作用	祖国医学认为，鸡肉有温中益气、补虚填精、健脾胃、活血脉、强筋骨的功效，故对心脑血管患者、体质虚弱患者、老年人有很好的益处
食用人群	①鸡肉对营养不良、畏寒怕冷、乏力疲劳、月经不调、贫血、虚弱等人群有很好的食疗作用 ②患有感冒发热、内火偏旺、痰湿偏重、肥胖症、热毒疖肿、胆囊炎、胆石症的人忌食鸡肉
选购保存	新鲜的鸡肉肉质紧密，颜色呈干净的粉红色且有光泽，鸡皮呈米色，并有光泽和张力，毛囊突出。鸡肉较容易变质，购买后要马上放进冰箱。如一时吃不完，即将剩下的鸡肉煮熟保存，而不要将生的保存

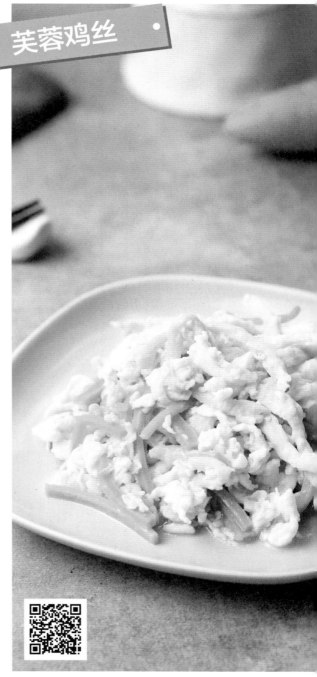

芙蓉鸡丝

原料	鸡脯肉丝 200 克 鸡蛋清 4 个 火腿丝适量 鲜汤、胡萝卜丝各适量
调料	盐、料酒、鸡精、水淀 粉、植物油各适量

做法

1.鸡蛋清加精盐、鸡精、料酒、鲜汤、水淀粉打匀；

2.碗内倒入鸡脯肉丝、胡萝卜丝，搅拌均匀；

3.起油锅，将蛋清、鸡脯肉丝倒入烧热的油锅中，用手勺轻轻推动蛋白至凝固成形、鸡脯肉丝熟；

4.将蛋白和鸡脯肉丝倒入盘中备用；

5.锅复上火，鲜汤烧沸。倒入芙蓉鸡丝，颠翻均匀，撒上火腿丝翻炒片刻，即可装盘。

鸡蛋

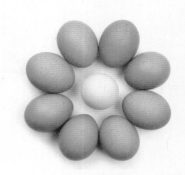

性味 性平，味甘。

归经 归脾、肾、胃、大肠经。

营养成分	蛋清中富含大量水分、蛋白质；蛋黄中富含脂肪，其中约10%为磷脂，而磷脂中又以卵磷脂为主。另外还含胆固醇、钙、磷、铁、无机盐和维生素A、维生素D和维生素B_2等
食疗作用	鸡蛋清性微寒而气清，能益精补气、润肺利咽、清热解毒，还具有护肤美肤的作用，有助于延缓衰老；蛋黄性温，能滋阴润燥、养血熄风
养护血管作用	鸡蛋中含有的卵磷脂可除掉附在血管壁上的胆固醇，防止血管硬化，预防心血管疾病，保护心脏。含有的维生素A，除可以防止脂质过度氧化外，可抑制炎性介质的释放，使血管内形成斑块的机会减少，进而降低患心脑血管病的概率
食用人群	①体质虚弱、营养不良、婴幼儿宜多吃 ②肝炎、高热、腹泻、胆石症、皮肤生疮化脓等病症者以及肾病患者不宜食用
选购保存	宜选购蛋壳清洁、完整、无光泽，壳上有一层白霜，色泽鲜明的。还可以把鸡蛋放进水里，沉入水底的是鲜蛋，而大头朝上、小头朝下、半沉半浮的是陈蛋

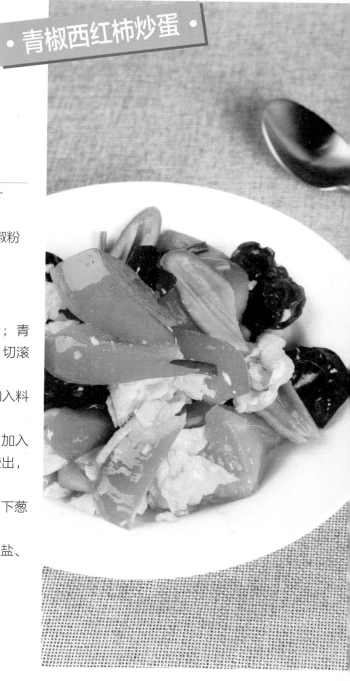

青椒西红柿炒蛋

原料	鸡蛋 180 克
	黑木耳 10 克
	青椒 50 克
	西红柿 160 克
	葱段少许
调料	食用油 15 毫升
	醋 5 毫升
	料酒、盐、胡椒粉
	各少许

做法

1.黑木耳泡发洗净，切小片；青椒、西红柿洗净，去蒂去籽，切滚刀块。

2.鸡蛋打散，搅打成蛋液，加入料酒、盐、胡椒粉拌匀，备用。

3.锅中倒入一半食用油烧热，加入蛋液，煎成松软的炒蛋状，盛出，备用。

4.将另一半食用油倒入锅中，下葱段、黑木耳、青椒拌炒。

5.炒蛋回锅，加入西红柿，用盐、胡椒粉、醋炒匀调味即可。

兔肉

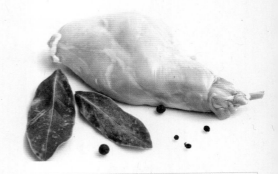

性味 性凉，味甘。

归经 归肝、脾、大肠经。

营养成分	兔肉富含卵磷脂、脂肪、不饱和脂肪酸，含有多种维生素和八种人体所必需的氨基酸
食疗作用	兔肉具有滋阴凉血、益气润肤、解毒祛热的食疗作用
养护血管作用	兔肉富含卵磷脂，卵磷脂具有乳化、分解油脂的作用，可增进血液循环，改善血清脂质，清除过氧化物，使血液中胆固醇及中性脂肪含量降低，减少脂肪在血管内壁的滞留时间，促进粥样硬化斑的消散，防止由胆固醇引起的血管内膜损伤，进而预防心脑血管疾病的发生
食用人群	①适宜老人、妇女，也是肥胖者和肝病、心血管病、糖尿病患者的理想肉食 ②孕妇、阳虚者不宜食用
选购保存	肌肉呈均匀的红色，具有光泽，脂肪洁白或呈乳黄色者为鲜兔肉；肌肉色泽较暗，切面尚有光泽，但脂肪无光泽的为次鲜肉

·兔肉胡萝卜粥·

原料	大米 80 克
	兔肉 200 克
	胡萝卜 60 克
	姜末、葱花各适量
调料	生抽 5 毫升
	料酒 3 毫升
	盐、高汤各适量

做法

1. 胡萝卜洗净切块；大米淘净。

2. 兔肉洗净，切块，用生抽、料酒腌渍。

3. 将兔肉焯水捞出。

4. 锅中加入高汤，下入大米，大火煮沸，下入姜末，转中火熬煮。

5. 下入兔肉、胡萝卜，转小火将粥熬出香味。

6. 加盐调味，撒入葱花即可。

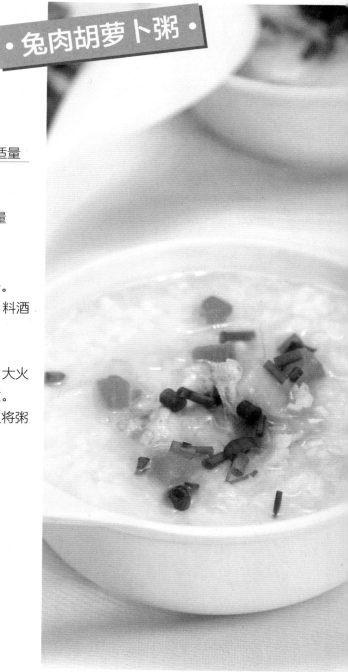

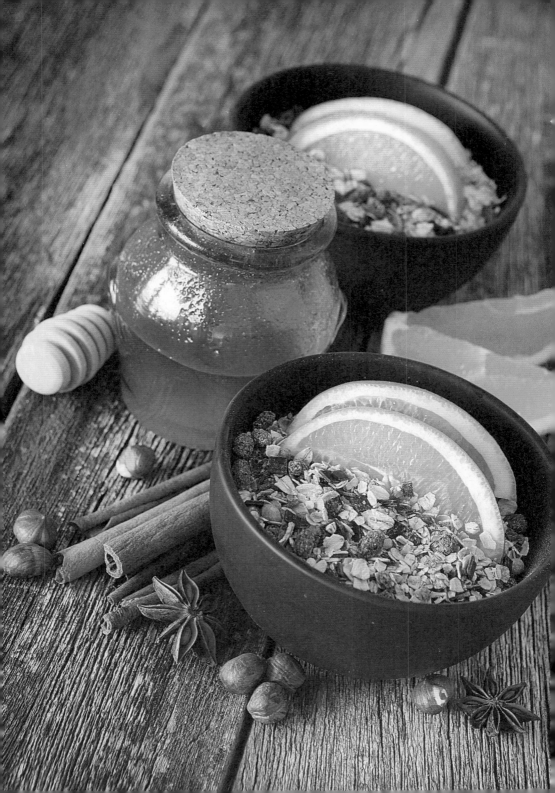

Part 4

选对中药材，防治心脑血管病

"药膳"的历史源远流长，由于其不良反应少、疗效好，正在被越来越多的人推崇。在心脑血管病的防治过程中，中药材必不可少。本章介绍了常见的保护血管的中药材，它们分别具有降低血压、降低胆固醇、保护心脏、抗动脉粥样硬化的功效，适宜高血压、高脂血症、冠心病，症见头晕、肥胖、胸闷、气短乏力等患者食用。

黄芪

性味 性微温，味甘。
归经 归肺、脾、肝、肾经。

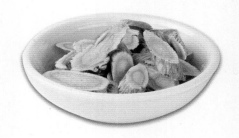

功效主治	黄芪具有补气固表、利尿脱毒、排脓的功效。主治气虚乏力、食少便溏、中气下陷、表虚自汗、气虚血肿、内热消渴、慢性肾炎蛋白尿、糖尿病
养护血管作用	黄芪提取物主要含黄酮类、皂苷类、多糖类、氨基酸及微量元素等化学成分，有降低血液黏稠度、减少血栓形成、降低血压、保护心脏和血管的作用，可用来治疗心脏病、高血压、糖尿病等症
服用禁忌	不能与藜芦、防风、五灵脂同时食用，表实邪盛、气滞湿阻、食积停滞者不宜食用
选购保存	①挑选黄芪时首先要看外皮，外皮发白，内心发黄为佳 ②再看切片断面有没有洞，因为黄芪容易霉蛀，有黑洞的就不太好 ③然后可以凑近闻一闻，如果一股豆腥气扑鼻而来，就是好的 ④最后放到嘴里嚼一嚼，味道是微甜的

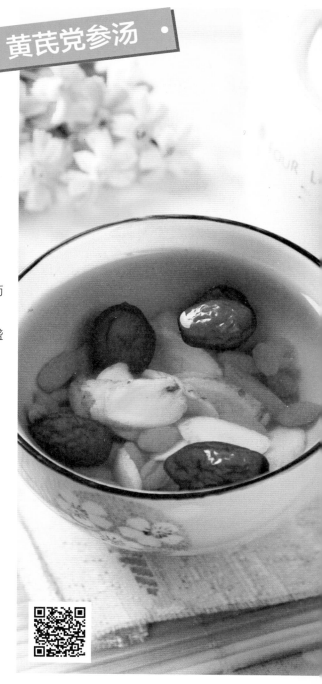

黄芪党参汤

原料 　黄芪 15 克
党参 15 克
枸杞 10 克
红枣 10 克

做法

1.锅中注入适量清水烧开。

2.放入洗净的黄芪、党参、枸杞、红枣，盖上盖。

3.烧开后用小火煮20分钟，至药材析出有效成分。

4.揭盖，搅拌匀，把煮好的汤盛出，装入杯中即可。

西洋参

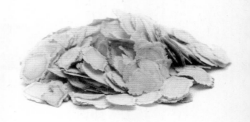

性味 性凉，味甘、微苦。

归经 归心、肺、肾经。

功效主治	补气养阴，清热生津。用于气虚阴亏、内热、咳喘痰血、虚热烦倦、口燥喉干
养护血管作用	①常服西洋参可抗心律失常，抗心肌缺血、心肌氧化，强化心肌收缩能力 ②冠心病患者症状表现为气阴两虚、心慌气短，可长期服用西洋参 ③西洋参还可以调节血压，有效降低暂时性和持久性高血压，有助于高血压、心律失常、冠心病、急性心肌梗死、脑血栓等疾病的恢复
服用禁忌	①畏寒、肢冷、脾阳虚弱等阳虚体质者忌食 ②不宜与藜芦、白萝卜同食
选购保存	进口西洋参： ①主根呈圆形或纺锤形，芦头残存或已除去 ②表面浅黄色或黄白色，皮纹细腻，有突起的横长皮孔 ③质地饱满而结实。折断面略显角质，断面粉白色，皮部可见一棕色形成层环，环内外散有红棕色小点 ④甘苦味浓，透喉。 国产西洋参： ①呈长圆柱形，枝条较粗壮、芦头较大 ②表面较光滑，颜色偏黑，纵纹明显 ③质地轻而结实，似刚出窑的红砖，少有裂开的缝隙

•干贝西洋参冬菇鸡汤•

原料	鸡肉块 350 克
	冬瓜 200 克
	水发冬菇 6 个
	水发干贝 20 克
	陈皮 1 片
	西洋参 10 克
调料	盐 2 克

做法

1. 洗净的冬瓜去籽，切块；锅中注入适量清水烧开，倒入鸡肉块，汆煮片刻。

2. 关火，捞出汆煮好的鸡肉块，沥干水分，装盘备用。砂锅中注入适量清水，倒入鸡肉块、冬瓜、干贝、陈皮、冬菇、西洋参，拌匀。

3. 加盖，大火煮开转小火煮3小时至析出有效成分，揭盖，加入盐搅拌片刻至入味，关火后盛出煮好的汤，装入碗中即可。

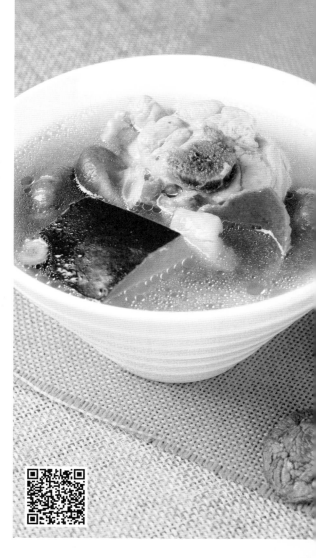

山楂

性味 性微温，味酸、甘。
归经 归脾、胃、肝经。

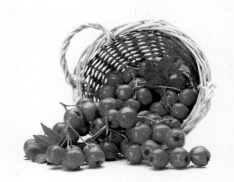

功效主治	山楂有消食化积、行气散瘀、收敛止泻等功效。主治肉食积滞、胃脘胀满、泻痢腹痛、瘀血经闭、疝气疼痛、冠心病、高脂血症、高血压、糖尿病等症
养护血管作用	山楂能活血通脉，降血脂和血压，改善心脏活力，兴奋中枢神经，预防高血压、高脂血症以及糖尿病性脑血管疾病
服用禁忌	孕妇以及胃酸过多、吞酸吐酸者不宜食用山楂
小贴士	身体健康的人群服用山楂水也一定要科学，特别是正在换牙期间的小朋友，如果长时间大量服用山楂或者是山楂产品，对于牙齿的生长非常不利

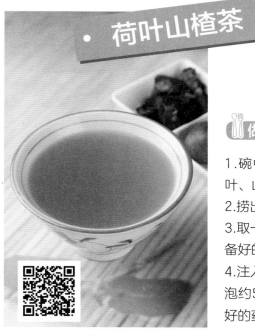

荷叶山楂茶

原料	干荷叶 5 克
	山楂干 12 克
	决明子 25 克
	枸杞、玫瑰花各少许

 做法

1.碗中注入适量温开水，放入备好的荷叶、山楂、枸杞、玫瑰花，清洗干净。
2.捞出食材，沥干水分，放入盘中待用。
3.取一个瓷茶壶，倒入洗好的食材，放入备好的决明子。
4.注入适量开水，至九分满。盖上杯盖，泡约5分钟，至食材析出有效成分，将泡好的药茶倒入小茶杯中即可。

乌梅山楂祛脂茶

原料	乌梅 40 克
	山楂 60 克
	龙井茶 5 克
调料	冰糖适量

做法

1.将乌梅、山楂洗净，与冰糖一起倒入热水中，煮开。
2.再用小火煮10分钟，然后加入龙井茶，再煮3分钟，将茶叶滤出即可饮用。

当归

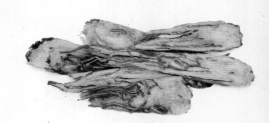

性味 性温，味甘、辛、苦。
归经 归肝、心、脾经。

功效主治	当归具有补血和血、调经止痛、润燥滑肠、降血压的功效。主治月经不调、经闭腹痛、症瘕结聚、崩漏、血虚、头痛、眩晕、肠燥便难、赤痢后重、痈疽疮疡、跌扑损伤等
养护血管作用	当归有降低血小板聚集及抗血栓作用，可对抗心肌缺血，显著增加冠脉血流量，降低心肌耗氧量
服用禁忌	慢性腹泻者、湿阻中满者、大便溏薄者以及热盛出血者不宜服用当归
选购保存	①看颜色，不要选择颜色金黄的当归，要选择土棕色或黑褐色的当归，黑褐色一定要看看颜色是否均匀 ②看外形，根略呈圆柱形，根头（归头）略膨大，下部有5~10根股子，当归头大股子少说明是最好的品种 ③看硬度，质较柔韧，断面为黄白色或淡黄色，有棕色油室。不要选择太干的当归，即敲起来硬邦邦的

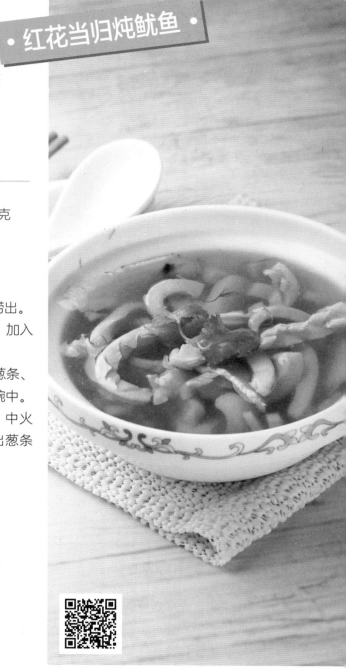

•红花当归炖鱿鱼•

原料	鱿鱼干 200 克
	红花 6 克
	当归 8 克
	姜片 20 克
	葱条少许
调料	料酒 10 毫升
	盐、鸡粉各 2 克
	胡椒粉适量

做法

1.鱿鱼干入沸水中氽去杂质捞出。

2.锅中注水烧开，淋入料酒，加入盐、鸡粉、胡椒粉。

3.放入红花、当归、姜片、葱条、鱿鱼干，搅匀，煮沸，盛入碗中。

4.将碗放入烧开的蒸锅中，中火隔水炖40分钟，取出，捞出葱条即可。

丹参

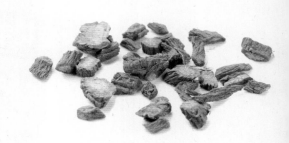

性味 性微温，味苦。
归经 归心、肝经。

功效主治	主治月经不调、症瘕积聚、胸腹刺痛、热痹疼痛、疮疡肿痛、心烦不眠、心绞痛
养护血管作用	①丹参能扩张冠状动脉，增加冠脉流量，改善心肌缺血、梗死和心脏功能，调节心律，并能扩张外周血管，改善微循环 ②还有抗凝血、促进纤溶、抑制血小板凝聚、抑制血栓形成及降低血脂，抑制冠状动脉粥样硬化形成的作用
服用禁忌	①丹参不宜与藜芦同用 ②孕妇、无瘀血者慎服
选购保存	①优质丹参应呈长圆柱形，顺直，表面红棕色没有脱落，有纵皱纹，质坚实，外皮紧贴不易剥落 ②断面灰黄色或黄棕色，菊花纹明显 ③尽量挑选形状为长10厘米，中部直径不低于1.2厘米者。无芦茎，无碎节、虫蛀、霉变、杂质

•丹参山楂三七茶•

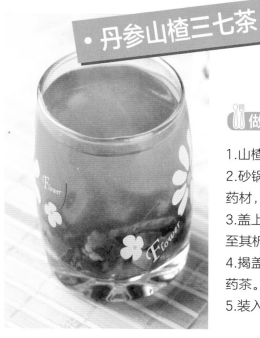

原料	山楂 20 克
	丹参 15 克
	三七 10 克

做法

1.山楂、丹参、三七洗净，备用。

2.砂锅中注入适量的水烧开，放入备好的药材，搅拌均匀。

3.盖上盖，待煮沸后用小火煮约15分钟，至其析出有效成分。

4.揭盖，搅拌匀，略煮片刻，关火后盛出药茶。

5.装入杯中，趁热饮用即可。

•丹参首乌茶•

原料	丹参 2 克
	赤芍 1 克
	何首乌 1 克
调料	蜂蜜适量

做法

1.将丹参、赤芍、何首乌洗净。

2.将所有药材一起放入锅中，加水煎煮15分钟，去渣。

3.将药汁倒入杯中，加入蜂蜜即可。

三七

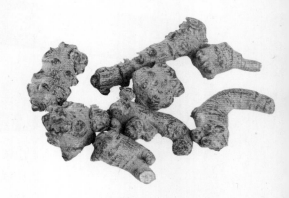

性味 性温，味甘、微苦。
归经 归肝、胃、心、肺、大肠经。

功效主治	三七具有活血散瘀、降低血脂、消除疲劳的功效。主治心脑血管疾病、眼出血、消化道出血、头昏目眩、耳鸣等
养护血管作用	三七中含有的三七总苷有活血作用，可以扩张心脏血管，增加冠脉流量，抑制血栓形成，抗血小板聚集，并可以溶解已形成的血栓，增加营养性心肌血流量，起保护血管作用
服用禁忌	孕妇忌服三七，气血亏虚所致的痛经、月经失调、腹痛喜按者不宜选用三七
选购保存	购买三七，以颗大、坚实、滑身、无枝爪者为优。三七是多年生植物，要种3年以上才能收。种植时间越长，个头就越大，质量越好。因此，三七的大小等级以每市斤有多少头(个)为准

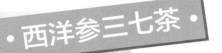

原料 | 三七粉 10 克
西洋参片 8 克

 做法

1.取一个干净的茶杯，放入备好的药材。
2.注入适量开水，至八九分满。
3.盖上盖，泡约5分钟，至其析出有效成
分。
4.揭盖，趁热饮用即可。

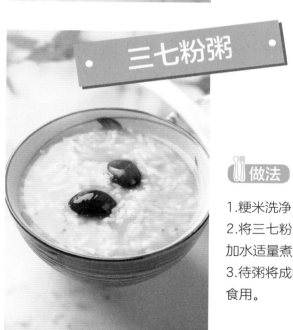

原料 | 三七粉 3 克
红枣 5 枚
粳米 100 克

调料 | 红糖适量

做法

1.粳米洗净；红枣去核、洗净备用。
2.将三七粉、红枣、粳米一同放入锅中，
加水适量煮粥。
3.待粥将成时，加入红糖搅拌至溶化即可
食用。

红花

性味 性温，味辛。

归经 归心、肝经。

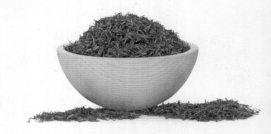

功效主治	红花具有活血通经、祛瘀止痛的功效。主治痛经、产后瘀阻腹痛、跌打损伤、关节疼痛、中风偏瘫等
养护血管作用	红花种子油含有较高的亚油酸，有降低血清胆固醇和血脂、防止动脉粥样硬化、软化和扩张动脉、增加血液循环和调节心脏的作用。红花则有保护心脑血管系统的作用
服用禁忌	孕妇禁用，有溃疡病以及出血性疾病者慎用
选购保存	以花色红黄、鲜艳、干燥、质柔软者为最佳

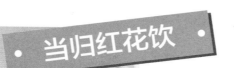

当归红花饮

原料	当归 5 克
	红花 3 克

 做法

1.砂锅中注入适量清水，用大火烧热；倒入备好的当归、红花。
2.盖上锅盖，大火煮20分钟至药材析出有效成分。
3.关火后揭开锅盖，将药材捞干净。
4.将煮好的药汁盛入杯中即可。

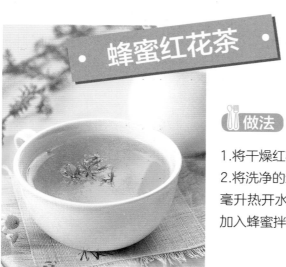

蜂蜜红花茶

原料	干燥红花 1 小撮
调料	蜂蜜少许

做法

1.将干燥红花用热开水浸泡30秒再冲净。
2.将洗净的红花放入壶中，注入500~600毫升热开水，浸泡约3分钟，待茶稍凉，加入蜂蜜拌匀即可饮用。

葛根

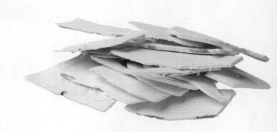

性味 性凉，味甘、辛。
归经 归脾、胃经。

功效主治	葛根具有解表退热、生津透疹、升阳止泻的功效。主治心肌缺血、心肌梗死、心律失常、高血压、动脉硬化、口渴、泄泻、糖尿病、早期突发性耳聋等
养护血管作用	葛根含有的葛根总黄酮和葛根素能改善心肌的氧代谢，对心肌代谢产生有益作用，同时能扩张血管，改善微循环，降低血管阻力，使血流量增加，故可用于防治心肌缺血、高血压
服用禁忌	葛根性凉，易于动呕，胃寒者应当慎用；夏日表虚汗者尤忌
小贴士	葛根粉200克，粟米300克。用清水浸粟米一晚，第二天淘出，与葛粉同拌均匀，煮粥，后加调味品。此粥具有营养机体、升举阳气的功效，可防治心脑血管疾病

• 葛根粉核桃芝麻糊 •

原料	黑芝麻 40 克
	核桃仁 45 克
	葛根粉 20 克
调料	白糖适量

做法

1.炒锅烧热，倒入黑芝麻、核桃仁，中火炒干。

2.取料理机选择干磨刀座组合，放黑芝麻、核桃仁，磨成细粉，待用；葛根粉装入小碟中，加水调匀，待用。

3.锅中注水烧开，倒入芝麻核桃粉；加白糖，煮至溶化；倒入调好的葛根粉，煮至糊状。

4.关火后盛出煮好的芝麻糊，装入碗中即可。

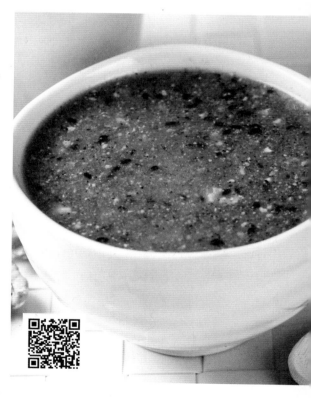

决明子

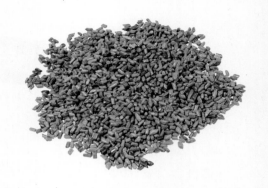

性味 性微寒，味甘、苦、咸。

归经 归肝、大肠经。

功效主治	主要用于清热明目、润肠通便，能改善脑卒中引起的头痛、眩晕等症状
养护血管作用	①决明子所含大黄素、大黄酸对人体有降低胆固醇、降低血压的功效 ②所含大黄素葡萄糖苷、大黄素蒽酮、大黄素甲醚，具有降低血清胆固醇和强心作用，对心脑血管病患者有一定的作用
服用禁忌	脾胃虚寒、体质虚弱、大便溏泄者忌食，孕妇忌服，气血不足者不宜服用
选购保存	①外观呈棱方形，状如马蹄，一端稍尖，一端截状，故亦称马蹄决明。长5～8毫米，宽2.5～3毫米，表面黄褐色或绿褐色，平滑而具有光泽，两面各有1凸起的棕色棱线，棱线两侧各有一条浅色而稍凹陷的线纹 ②质硬不易破碎，横切面皮薄，可见灰白色至淡黄色的胚乳，子叶黄色或暗棕色，强烈折叠而皱缩 ③真品水浸后，由种子两侧稍凹陷的线纹处胀裂 ④闻之气微，口尝味微苦，略带黏液性

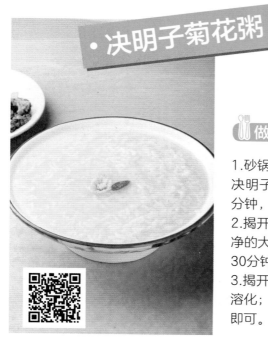

·决明子菊花粥·

原料	决明子 10 克
	菊花 10 克
	水发大米 160 克
调料	冰糖 30 克

做法

1.砂锅中注入适量清水烧开，倒入洗净的决明子、菊花；盖上盖子，用小火煮15分钟，至药材析出有效成分。

2.揭开盖子，将煮好的药材捞出；倒入洗净的大米，搅拌匀；盖上盖，用小火续煮30分钟，至食材熟透。

3.揭开盖，加入适量冰糖；煮至冰糖完全溶化；关火后将煮好的粥盛出，装入碗中即可。

·山楂决明子茶·

原料	新鲜山楂 90 克
	决明子 10 克
调料	冰糖 30 克

做法

1.洗好的山楂切开，去核，切成小块，备用；砂锅中注入适量清水烧开，放入洗净的决明子。

2.倒入切好的山楂；盖上盖子，用小火煮20分钟，至药材析出有效成分。

3.揭开盖子，加入冰糖搅拌片刻至溶化；把煮好的茶水滤入碗中即可。

酸枣仁

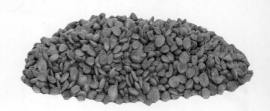

性味 性平，味甘。
归经 归心、脾、肝、胆经。

功效主治	酸枣仁本身具有养心安神的功效。主要治疗心肝血虚引起的心烦不安、心悸怔忡、失眠、益阴敛汗、自汗、盗汗、肝血不足、虚烦不眠、体虚多汗、津伤口渴等
养护血管作用	酸枣仁能对中枢神经系统、心血管系统具有广泛的影响，能有效发挥镇静催眠、保护心肌细胞、抗动脉粥样硬化、降血压、降血脂、改善血液流变及增强记忆力等
服用禁忌	①胆虚不宁，兼有脾胃虚弱、消化不良、烦渴、虚汗者宜炒用②实邪郁火、滑泄症者应慎服
小贴士	酸枣仁10克，生地黄15克，粳米100克。酸枣仁、地黄水煎取汁，入粳米煮粥食用，适用于心阴不足、心烦发热、心悸失眠

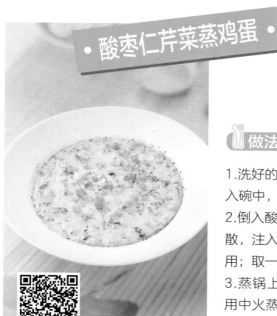

酸枣仁芹菜蒸鸡蛋

原料	鸡蛋 2 个
	芹菜 40 克
	酸枣仁少许
调料	盐、鸡粉各 2 克

做法

1.洗好的芹菜切成碎末，备用；把鸡蛋打入碗中，加入盐、鸡粉，搅匀。
2.倒入酸枣仁粉，拌匀；放入芹菜末，搅散，注入适量清水，拌匀，制成蛋液，待用；取一个蒸碗，倒入蛋液，备用。
3.蒸锅上火烧开，放入蒸碗，盖上盖，用中火蒸约8分钟至熟；揭开盖，取出蒸碗，待稍微放凉后即可食用。

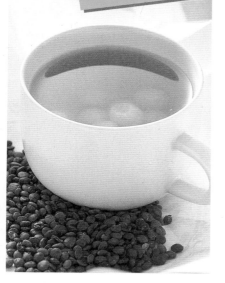

酸枣仁莲子茶

原料	干莲子 1/2 杯
	酸枣仁 10 克
调料	冰糖 2 克

做法

1.干莲子泡水10分钟；酸枣仁洗净放入棉布袋内备用。
2.将莲子沥干水分后放入锅中，放入酸枣仁后，加入800毫升清水，以大火煮沸，再转小火续煮20分钟，关火。加入冰糖搅拌至溶化，滤取茶汁即可，莲子亦可食用。

绞股蓝

性味 性寒，味苦。
归经 归肺、脾、肾经。

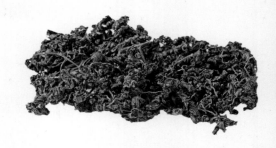

功效主治	绞股蓝具有益气健脾、化痰止咳、清热解毒的功效。主治体虚乏力、虚劳失精、白细胞减少症、高脂血症、病毒性肝炎、慢性胃肠炎、慢性气管炎
养护血管作用	绞股蓝在降低心肌壁紧张、缓和脑血管及外周血管阻力的基础上，能增强心脑活力，加大冠状动脉流量，缓和动脉硬化，促使整体循环更加旺盛而流畅，对于预防心脑血管疾病有一定的作用
服用禁忌	腹胀腹泻者不宜服用
小贴士	每天用3克左右的绞股蓝，开水冲泡3次左右服用，10天一个疗程，能够治疗中老年慢性气管炎以及咳嗽痰多

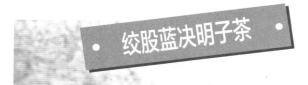

绞股蓝决明子茶

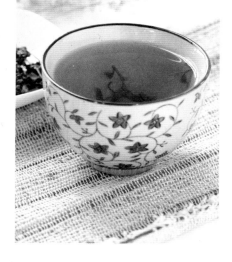

原料 | 绞股蓝 4 克
　　　　| 决明子 10 克
　　　　| 三七花 5 克

做法

1.砂锅中注入适量清水烧开。
2.倒入洗好的绞股蓝、决明子、三七花，搅拌片刻。
3.盖上盖，用小火煮20分钟，至药材析出有效成分。
4.揭开盖，搅拌片刻，关火后盛出煮好的药材，滤入杯中，待稍微放凉即可饮用。

杜仲绞股蓝茶

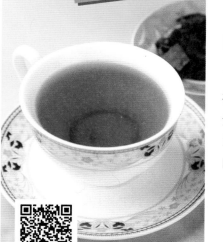

原料 | 杜仲 10 克
　　　　| 绞股蓝 5 克

做法

1.砂锅中注入适量清水烧开，倒入备好的杜仲、绞股蓝，拌匀；用中小火煮约10分钟，至药材析出有效成分。
2.关火后盛出药茶，滤入杯中，趁热饮用即可。

玉竹

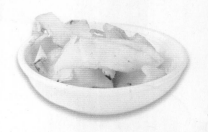

性味 性平，味甘。
归经 归肺、胃经。

功效主治	玉竹具有养阴润燥、除烦止渴的功效。主治热病阴伤、咳嗽烦渴、虚劳发热、消谷易饥、小便频数。玉竹还具有延缓衰老及双向调节血糖的作用
养护血管作用	玉竹有降血糖、降血脂、缓解动脉粥样斑块形成，使外周血管和冠脉扩张，延长耐缺氧时间的作用，还可加强心肌收缩力，预防心肌缺血。
服用禁忌	脾虚便溏者、痰湿内蕴者不宜食用，中寒腹泻、胃部胀满等湿痰盛者忌食
选购保存	①玉竹呈长圆柱形，略扁，少有分枝，长4~18厘米，直径0.3~1.6厘米，表面黄白色或淡黄棕色，半透明，环节明显，节间距离1~15厘米，节上残留白色圆点状须根痕和圆盘状茎痕②以条长、肥状，色黄白者为佳

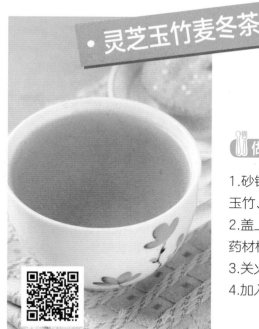

灵芝玉竹麦冬茶

原料	灵芝 5 克
	玉竹 6 克
	麦冬 4 克
调料	蜂蜜适量

做法

1.砂锅中注入适量清水烧开，倒入灵芝、玉竹、麦冬，拌匀。

2.盖上盖，烧开后用小火煮约20分钟，至药材析出有效成分。

3.关火后揭开盖，盛出茶水，滤入杯中。

4.加入适量蜂蜜调匀即可。

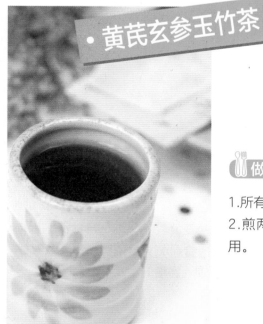

黄芪玄参玉竹茶

原料	黄芪、玄参、党参各 20 克
调料	玉竹、枸杞、天冬、生地黄、菟丝子、女贞子各 15 克

做法

1.所有材料洗净加水煎沸20分钟。

2.煎两次，兑匀，每日一剂，分两次服用。

川芎

性味 性温，味辛。
归经 归肝、胆、心包经。

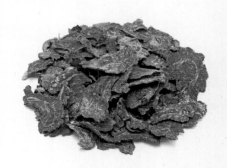

功效主治	川芎具有行气开郁、活血止痛、润肠通便、祛风燥湿的功效。主治风冷头痛眩晕、经闭、难产、产后瘀阻块痛等
养护血管作用	川芎中的川芎嗪和阿魏酸具有较明显的扩张冠脉、增加冠脉流量及心肌营养血流量，使心肌供氧量增加，促进心肌供氧和耗氧平衡，保护血管的作用
服用禁忌	阴虚火旺，上盛下虚及气弱者忌服，月经过多、孕妇及出血性疾病患者慎服
小贴士	将黄芪60克、川芎10克、生姜4片、兔肉250克洗净、处理好，一同放入锅内，加清水适量，大火煮沸后，小火煮2小时，调味即成。本品有补气活血、通络的功效

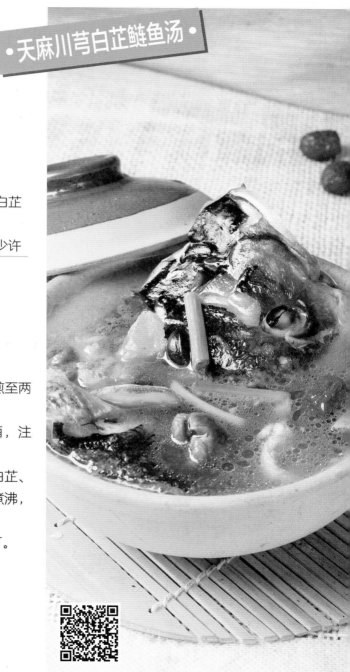

•天麻川芎白芷鲢鱼汤•

原料	鲢鱼头 300 克
	黑豆 100 克
	桂圆肉 15 克
	枸杞 12 克
	红枣 30 克
	天麻、川芎、白芷 各适量
	姜片、葱段各少许
调料	盐 3 克
	料酒 6 毫升
	食用油适量

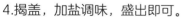 做法

1.用油起锅，放入鲢鱼头，煎至两面断生，撒上姜片炒香。

2.倒入葱段炒匀，淋上料酒，注水。

3.倒入黑豆、川芎、天麻、白芷、红枣、桂圆肉、枸杞，大火煮沸，盖上盖，转小火煮120分钟。

4.揭盖，加盐调味，盛出即可。

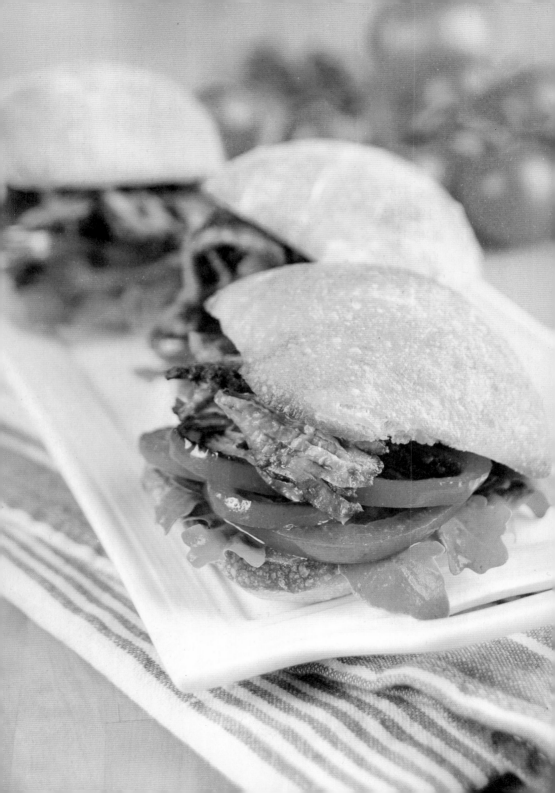

Part 5

这些食物，心脑血管病患者不宜吃

    对于这些慢性疾病来说，想要令身体恢复健康是急不来的，而是应该慢慢地调养，很多人不惜买各种昂贵的营养品、保健品增加免疫力，但事实上选对护心饮食才是最重要的，这样才能够有效控制疾病的发展。我们的饮食和健康有密切的联系，如果不能均衡控制自己的饮食就会容易出现心脑血管等疾病。下面来一起看看心脑血管疾病有什么食物我们是一定不能吃的。

猪肝

肝脏是动物体内储存养料和解毒的重要器官，含有丰富的营养物质，具有营养保健功能，是最理想的补血佳品之一。

禁吃原因

因为对患有高血压、冠心病、肥胖症及血脂高的人群来讲，肝中胆固醇含量较高，易诱发心脑血管疾病，故而不适合食用。

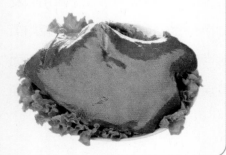

猪蹄

猪蹄是指猪的脚部（蹄）和小腿，又叫猪脚、猪手。分前后两种，前蹄肉多骨少，呈直形，后蹄肉少骨稍多，呈弯形。在中国，猪蹄是猪常被人食用的部位之一，有多种不同的烹调方法。

禁吃原因

猪蹄是所有人都可以吃，是老人、妇女和手术、失血者的食疗佳品，但由于猪蹄中的胆固醇含量较高，因此有胃肠消化功能减弱的老人一次不能过量食用；而患有肝胆病、胆囊炎、胆结石、动脉硬化和高血压的人应当少吃或不吃。

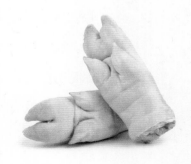

腊肠

腊肠是指以肉类为原料，切成丁，配以辅料，灌入动物肠衣经风干制成的中国特色肉制品。

禁吃原因

腊肠、熏肉这类的加工肉类中的胆固醇脂肪含量相比于新鲜的肉类含量更高，并且这些食品的加工过程中要加入大量的食盐、防腐剂、色素等，过多地食用会增大患心脏病和癌症的风险，有可能会引发过早死亡。

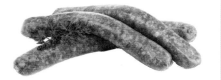

炸鸡

炸鸡是很多快餐店的招牌食品之一。金黄香脆的外皮，鲜嫩多汁的鸡肉，还有香辣咸麻的味道，一般人皆可食用；但肥胖者、儿童、老年人不宜食用。高血压、冠心病、高脂血症、糖尿病患者禁食。

禁吃原因

食用过多会导致内热丛生、大便燥结，往往使肺部组织抵抗力下降，进而引起反复的肺及呼吸道感染；最后就是，油在高温下反复使用会产生致癌物质，盐分过高会使血压升高，并且很多人认为素油炸鸡多吃无妨，事实上素油高温炸制的食品，也会导致高血压、高脂血症等疾病。

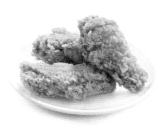

鸡心

鸡心为鸡的心脏部分，色紫红，形呈锥形、质韧，外表附有油脂和筋络，内含污血，须漂洗后才可使用。

禁吃原因

由于鸡心富含脂肪、脂肪酸、蛋白质、胆固醇、铜、钾等营养成分，故而会直接影响心脑血管疾病患者的诱发因素。

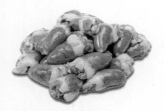

鱼子

鱼子是雌鱼未受精的卵子。因为那些卵子还没有完全成熟，所以还在雌鱼体内，交配时就会排出体外。

禁吃原因

从营养的角度来说，孩子吃些鱼子是有益健康的，因为它里面有大量的蛋白质、钙、磷、铁、维生素和核黄素，也富有胆固醇，所以患有心脑血管病人群应慎吃。

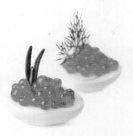

鱿鱼

鱿鱼，也称柔鱼、枪乌贼，体圆锥形，体色苍白，有淡褐色斑，头大，前方生有触足10条，尾端的肉鳍呈三角形 。

禁吃原因

鱿鱼含胆固醇较多，故高脂血症、高胆固醇血症、动脉硬化等心血管病患者应慎食。

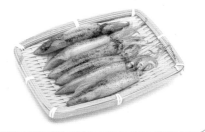

蟹黄

蟹黄是螃蟹体内的卵巢和消化腺，橘黄色、味鲜美。蟹黄不是螃蟹的卵，虽然成分和蟹卵基本一致，但是两者有本质区别，它含有丰富的蛋白质、磷脂和其他营养物质，营养丰富，但是同时含有很高含量的油脂和胆固醇。

禁吃原因

螃蟹的胆固醇来源多数来自蟹膏，一般人每天胆固醇的摄入量不超过300毫克。而每100克蟹黄中含胆固醇460毫克。所以，即使是吃一只体形小的大闸蟹，一天的胆固醇摄入量也很容易超标。因此心血管疾病患者或担心胆固醇过高的人尽量不要吃蟹黄。

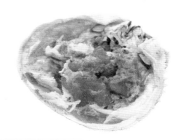

酸菜

酸菜是由多道工序制造而成，它在我们的饮食中可以是开胃小菜、下饭菜，也可以作为调味料来制作菜肴，一直以其特有的酸香气味赢得广大消费者的喜爱。

禁吃原因

酸菜中钠的含量高，钠的摄入过高会对人体产生钠甲不平衡，从而引发心脑血管疾病；由于食物中的盐分过多，导致体内的钾离子不断地从尿液中排出，造成缺钾的现象并且产生代谢性碱中毒和心律失常。

酸菜在腌制过程中酸度较高，所含的草酸进入胃肠后，会与其中的钙质发生反应，在肾脏排泄时会产生不易溶解和吸收的草酸钙而形成结石。

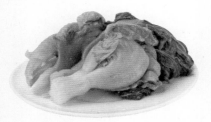

榴梿

榴梿外皮粗糙不平，汁液是浅黄色，气味独特而口感却细腻香甜。虽然它营养含量极为丰富。但是并不是适合所有人食用，而且食用的同时也需要注意它的饮食禁忌。

禁吃原因

榴梿虽好，但并不是所有人都适合吃的。尽管它有着很高的营养价值，有的人却是不能享受这份营养的，因为它属热气之物，多吃会有上火发炎的情况出现，并且它内含有大量的糖分和高热量，这些往往都是对心脑血管病人来讲是不利的，严重的甚至会导致血管阻塞、出血、中风情况出现，故而有心脑血管疾病的人群不宜吃。

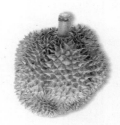

蛋糕

蛋糕是是用鸡蛋、白糖、小麦粉为主要原料，以牛奶、果汁、奶粉、香粉、色拉油、水、起酥油、泡打粉为辅料，经过搅拌、调制、烘烤后制成一种软绵绵的、甜甜的点心。

禁吃原因

蛋糕是高热量、高糖食物，过多食用易导致人过于肥胖，轻度的肥胖可以没有任何症状，但是如不控制，就会逐渐发展，成为体态臃肿、动作缓慢的肥胖症患者，加重身体负担。血糖长期过高对肝脏也很不利，久之可形成脂肪肝，使肝功能异常。另外，肥胖病人血胆固醇升高，容易引起动脉管壁硬化，可发生高血压、冠心病、中风等。血糖高及肥胖病人，还容易引起胆石症的发生及痛风病。

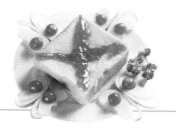

果脯

果脯也称蜜饯，汉族民间糖蜜制水果食品。它以桃、杏、李、枣等果蔬为原料，用糖或蜂蜜腌制后而加工制成的食品。

禁吃原因

蜜饯在制作过程中，水果所含的维生素C基本完全被破坏，而加工中所用的白砂糖纯度可达99.9%以上，如此之纯的糖中除了大量热能之外，几乎没有其他营养，而食用大量的糖，还会导致维生素B和某些微量元素的缺乏，无形中增加了大量的钠元素，破坏了人体的钠钾平衡，对心脑血管患者会造成不利。

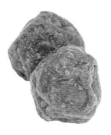

方便面

方便面是一种可在短时间之内用热水泡熟食用的面制食品，食用前用以开水冲泡，放入调味料，并将面条加热冲泡开，在规定时间（一般在3分钟内）内便可食用的即食方便食品。

禁吃原因

方便面为了延长其保质期，大多会将面进行油炸处理，并且其油包一般会经过氧化变成氧化脂质，调料包也为了保证口感问题，往往会加入大量的盐，无形当中就增加了钠的摄入，如果长期吃方便面，这种氧化油脂、钠，会进入身体积存在血管或者是其他器官中，加速人体老化，甚至可能会引起动脉硬化，造成脑溢血、心脏病、肾病等疾病的发生。

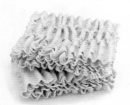

油条

油条是中国传统的早点之一；传统的油条吃法是夹烧饼配以豆浆，这样的搭配刚好能补充人体活动在上午所需的能量和营养，是绝佳的组合。

禁吃原因

油条在炸制过程中营养素大部分被破坏，老年人由于生理功能日趋减退，胃功能降低，肠道吸收能力差，不宜吃油腻及难消化的食物。老年人正常食量有所减少，代谢紊乱，易引起一些维生素缺乏，如维生素B_1、维生素B_2等，经过高温油炸的油条恰恰对这两种维生素破坏最大。再加上被油污染所含有的有害物质，易使老年病如冠心病、动脉硬化等发病率高，影响老年人的身体健康。

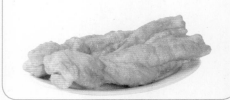

辣椒

辣椒为一年或有限多年生草本植物。果实通常呈圆锥形或长圆形，未成熟时呈绿色，成熟后变成鲜红色、绿色或紫色，以红色最为常见。

禁吃原因

患有心脑血管疾病、高血压病不宜吃辣椒，慢性气管炎、肺心病、肺结核病病人也不例外。因辣椒素使循环血量剧增，心跳加快，心动过速，短期内大量服用，可致急性心力衰竭、心脏猝死，即使没发生意外，也会妨碍原有的心脑血管病及肺内病变的康复。

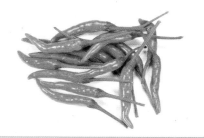

白酒

白酒是以粮谷为主要原料，以大曲、小曲或麸曲及酒母等为糖化发酵剂，经蒸煮、糖化、发酵、蒸馏而制成的蒸馏酒，其酒质无色（或微黄）透明，气味芳香纯正，入口绵甜爽净，酒精含量较高，经贮存老熟后，具有以酯类为主体的复合香味。

禁吃原因

饮用少量低度白酒可以扩张小血管，可使血液中的含糖量降低，促进血液循环，延缓胆固醇等脂质在血管壁的沉积，对循环系统及心脑血管有利，但是长期饮用往往会演变成慢性酒精中毒，可导致多发性神经炎、心肌病变、脑病变、造血功能障碍、胰腺炎、胃炎和溃疡病等，还可使心脑血管疾病的发病率升高。

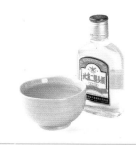

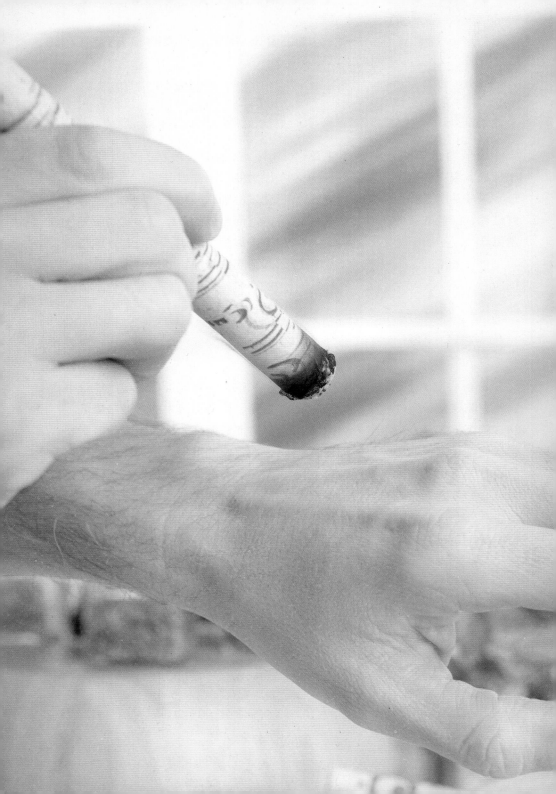

Part 6

穴位外治，早日恢复健康

中医通过经络的按摩、按压可以对人体起到保健、养生治病的作用，每个经络和穴位都连接着人体的内脏和器官，通过正确的按摩和按压就能起到活血化瘀，疏通经络，扶正祛邪，祛病强身，改善微循环功能，使心脑血管疾病的各种症状都能好转及消失；按摩是很多人都喜欢的养生方式，但是有不少人都不清楚按摩其实是可以治疗或预防身体的疾病；只要按摩合适的穴位就能调补心脏的气血，疏通经络，以达到养护人体血管的功能。

经络疗法

经的原意是"纵丝"，是路径的意思，简单说就是经络系统中的主要路径，存在于机体内部，贯穿上下，沟通内外；"络"的原意是"网络"，简单说就是主路分出的辅路，存在于机体的表面，纵横交错，遍布全身;中医经络养生就是根据中医经络理论，按照中医经络和腧穴的功效主治，采取针、灸、推拿、按摩、导引等方式，达到梳理经络、调和阴阳而最终实现驱邪治病，使机体恢复阴平阳密的和谐状态。

✚ 手少阴心经

手少阴心经是十二经脉之一；该经起自心中，出来后归属于心系（心脏周围的组织），向下通过膈肌，联络小肠。经上的有极泉、青灵、少海、灵道、通里、阴郄、神门、少府、少冲等穴位。

主要功效

心经主要管头部的活动，调理您的心经能缓解头部的压力和心脏的压力改善失眠多梦等睡眠质量及

解决情志方面的问题，主心理、思虑、神智、睡眠、感情纠葛等。是调解心理、安定神智的经络。

主治病症

心血管病：冠心病、心绞痛、心动过缓。

神经及精神疾病：失眠健忘、神经衰弱。

其他：经脉所过的肌肉痛。

操作方法

找出手三阴心经沿着心经从上往下地轻轻拍打，不断循环，每天

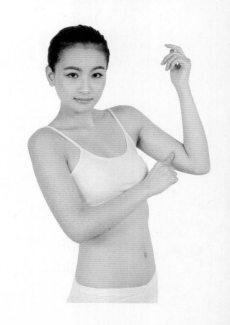

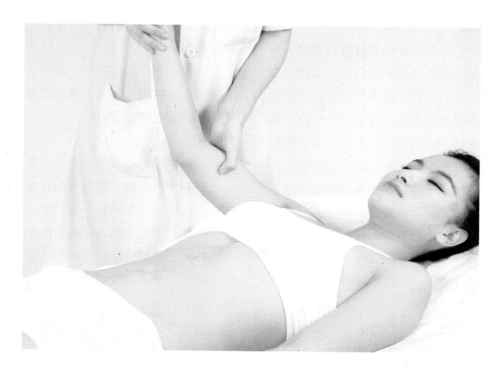

3~5分钟即可有效地活血化瘀、疏通经络、扶正祛邪，改善微循环功能；每天的早上11：00~1：00是人体的手三阴心经当令，如这时候对心包经进行按摩、拍打，会有事半功倍的疗效。

注意事项

（1）力度轻重。轻快短为补，重慢长为泻。

（2）敲击的方向。顺敲为补，逆敲为泻。

（3）敲击前，不要紧张，肌肉要放松，呼吸要自然。

（4）饥饿、饱饭、酒后均不宜按摩。

（5）局部有伤口、感染、疮疖，存在心律不齐等人，都不建议自行采用拍打疗法。

（6）不要在通风口拍打。

（7）拍打流汗后不能立即洗澡，避免受寒致病。

✚ 手厥阴心包经

心包经是代心受过的大臣，所有心脏的病症和问题都可以通过心包经的调理来改善和治疗，并且经常疏通心包经可有效预防心脑血管疾病和心肌梗死，特别是有心悸和家族有心脏病的人需要长期调理；本经起于胸中，出属心包络，向下穿过膈肌，络于上、中、下三焦。该经脉上有穴位为天池、天泉、曲泽、郄门、间使、内关、大陵、劳宫、中冲，共9穴，左右合18穴。

主要功效

古时候的中国人，视心脏为人体重要的器官，故认为心脏外有一层膜保护心脏，而此膜即称为心包。因此，心包有保护心脏、使心脏功能正常运转的功能，本经腧穴主要用于预防和缓解心胸部、神经系统、循环系统及手臂疾病，同时具有安定心神、调整血压的作用。可以改善风湿痛、颈部酸痛、呕吐、晕车、失眠、胸闷、心绞痛、偏头痛、胃痛、腹胀腹鸣、女性生理性疾病、失眠等，对缓和紧张、焦虑、手痛手麻等也有效果。

主治病症

心血管系统：心动过缓、心动过速、心慌、心肌缺血、心绞痛、胸闷等。

其他：恶心、抑郁症、呕吐、中暑、小儿惊风、休克、胃痛胃胀及经脉所过的关节肌肉痛。

操作方法

找出手厥阴心包经，然后从下往上轻轻拍打（即从指尖开始往胸部的方向），每天一次，每次3~5分钟，由于顺着经络循行的方向按摩为补，逆向则为泻，而按摩心包经的目的在于排除经络中过多的垃圾，因此为泻；这个方法，可以消除许多人体的不舒适，例如胸闷、呼吸不顺畅、手脚无力、肩背酸

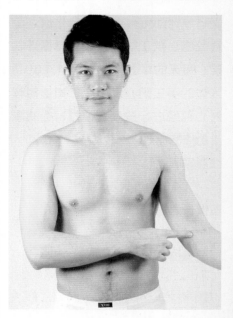

痛、心律不齐等，是最快见效的方法；每天的晚上7~9点是人体的手厥阴心包经当令，如这时候对心包经进行按、拍打，会有事半功倍的疗效。

注意事项

（1）拍打时应避风寒，以免风寒之邪通过开泄的汗孔进入体内，引起新病。

（2）拍打前后饮用姜枣茶最好，也可饮热水，可适当补充消耗的水分，防止头晕疲劳，促进新陈代谢。

（3）如果在天气凉、出汗不多时，最好当天不洗澡，因为拍打拉筋后气血正在体内自动加强循环调解，外界最好不要干预。但如果有温泉或热水泡浴则可，因为泡浴是全方位温暖肌肤，可加强血循环，加速退痧。但淋浴则不提倡。如果天热出汗多，又在睡觉前，可在拍打拉筋半小时后方可淋浴，如果不在睡觉前，起码在一小时后淋浴，切忌用凉水。

（4）如有银屑病类皮肤病（牛皮癣）、红疹类皮肤病、各种痒证须长时间重拍打才有效，银屑病需要将患处拍破并渗出血和体液，直到其结痂并长出新皮肤方可自愈。（建议到专业的医疗机构进行。）

（5）脏腑及其病变处不可大力拍打，如腰肾部、脏腑病变处、癌变头号部位不可大力拍打。

经络拍打的禁忌

（1）容易出血的疾病不能拍打，如血友病、血小板减少、白血病、过敏性紫癜等禁拍。

（2）女性妊娠期禁拍。

（3）皮肤外伤或有明显溃烂者禁拍。

（4）昏迷、急性创伤、严重感染部位、新发生的骨折处禁拍。

（5）原因不明的肿块及恶性肿瘤部位禁拍。

（6）医生明确规定不可拍打的病症禁拍。

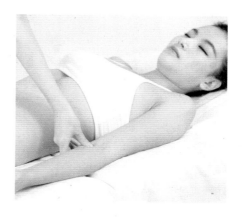

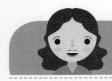

太阳穴

"太"，指高或极的意思；"阳"，指阴阳，在头颞部微微凹处，俗称为太阳穴。但本穴位于它的上面，也称之为"太阳"。

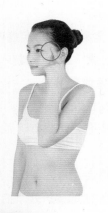

定位 在耳郭前面，当眉梢与目外眦之间，向后约一横指的凹陷处。

简便取穴法 坐位或侧卧位，在颞部，当眉梢与目外眦之间，向后约一横指的凹陷处。

功效主治 清肝明目、通络止痛；主治头痛、目赤肿痛、口眼㖞斜、牙痛、三叉神经痛、视神经萎缩等病症。

所属经络 太阳穴属经外奇穴。

穴位手法

按摩·将大拇指指腹顺时针揉按太阳30~50次，长期按摩，有改善视力、预防头痛等作用。

艾灸·艾条温和灸治10分钟，一天一次，可治疗偏头痛、眼睛疲劳、牙痛等。

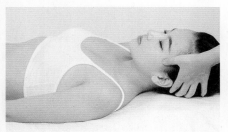

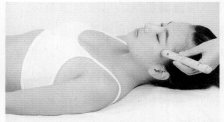

最佳穴位配伍

1.太阳配当阳穴、耳尖穴，治急性结膜炎。

2.太阳配通里穴、风池穴，治头晕目眩、眼花。

3.太阳配列缺穴、头维穴，治疗头痛、偏头痛。

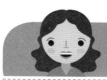

风池穴

"风"，指入侵人体的风邪；"池"，储水用洼地，这里指凹陷处。本穴位于枕骨下方的两侧凹陷处，是风邪蓄积之所，故名"风池"。

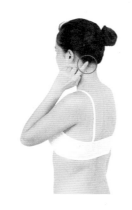

定位 位于项部，在枕骨之下，胸锁乳突肌与斜方肌上端之间的凹陷处。

简便取穴法 取坐位，低头，在后颈部，后头骨的下方，两条大筋外缘陷窝中，相当于耳垂齐平。

功效主治 有疏风清热、开窍镇痛的作用。主治头痛、眩晕、颈痛、落枕、目赤痛、耳聋、中风、口眼㖞斜、疟疾、热病、感冒等病症。

所属经络 风池穴属足少阳胆经。

穴位手法

按摩·拇指指腹揉按3～5分钟，长期按摩，可改善头痛、眩晕等。

艾灸·用艾条温和灸5～10分钟，一天一次，可治疗耳聋、中风、口眼㖞斜等病症。

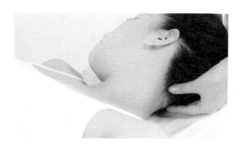
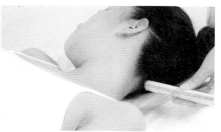

最佳穴位配伍

1.风池配大椎穴、后溪穴，有祛风活络止痛的作用，主治颈项强痛。

2.风池配晴明穴、太阳穴、太冲穴，有明目止痛的作用，主治目赤肿痛。

3.风池配阳白穴、颧髎穴、颊车穴，有行气活血的作用，主治口眼㖞斜。

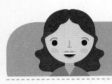

内关穴

"内"，是指本穴在前臂的内侧；"关"，指在寸口关脉的斜后方，意指此为经气出入之处，似关隘。所以名"内关"。

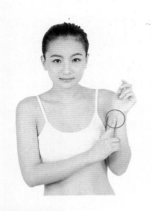

定位 前臂掌侧，腕远端横纹上2寸，掌长肌腱与桡侧腕屈肌腱之间。

简便取穴法 将右手三个手指头并拢，无名指放在左手腕横纹上，这时右手食指和左手手腕交叉点的中点，就是该穴。

功效主治 有宁心安神、和胃理气的作用。主治心痛、心悸、胸痛、胃痛、呕吐、呃逆、肘臂挛痛等病症。

所属经络 内关穴属手厥阴心包经。

穴位手法

按摩·合并食指中指揉按100~200次，可缓解头晕、恶心、呕吐、心痛。

拔罐·用刮痧板刮拭3~5分钟，隔天一次，可缓解癫狂、热病、心痛、心悸等。

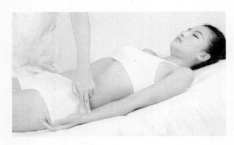

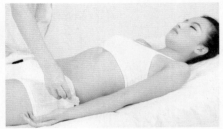

最佳穴位配伍

1.内关配足三里、中脘，主治心痛。

2.内关配三阴交、合谷，主治心气不足之心绞痛。

2.内关配三阴交、合谷，主治心气不足之心绞痛。

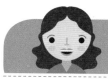

曲泽穴

"曲"，隐秘；"泽"，沼泽。指心包经气血在此汇合。此穴位是心包经的穴位，虽然心包经上、下两部经脉的经气在这里汇合并散热冷降，表现出水的润下特征，但是从天泉穴下传至本穴位的经水仍然大量气化水湿，所以名"曲泽"。

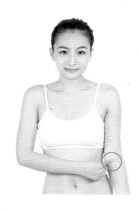

定位 肘前区，肘横纹上，肱二头肌腱的尺侧缘凹陷中。

简便取穴法 伸肘，微屈约45°，以另手轻握肘尖，四屈在外，弯曲大拇指，用指尖垂直按压穴位即是。

功效主治 有宁心安神、和胃理气的作用。主治心痛、心悸、胸痛、胃痛、呕吐、呃逆、肘臂挛痛等病症。

所属经络 曲泽穴属手厥阴心包经。

穴位手法

按摩·用大拇指弹拨曲泽100~200次，能改善心悸、心痛、咯血等。

艾灸·用艾条温和灸5~20分钟，每天一次，可缓解易受惊、心痛。

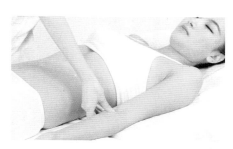
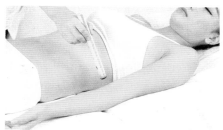

最佳穴位配伍

1.曲泽穴配内关穴、大陵穴，可治疗心胸痛。

2.曲泽穴配神门穴、鱼际穴，可治疗呕血。

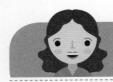

膻中穴

"膻"，这里指的是胸部；"中"，指中央、中点的意思。本穴位于胸前正中线上，两乳头连线的中点处，故称为"膻中"。

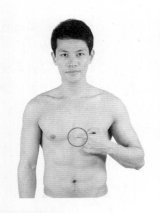

定位 位于前正中线上，两乳头线的中点。

简便取穴法 左右乳头平行连接连线的中点。

功效主治 活血通络、清肺止喘；主治胸痛、腹痛、呼吸困难、咳嗽、心悸、心绞痛、乳腺炎等病症。

所属经络 膻中穴属任脉。

穴位手法

按摩·用手指大鱼际擦按5~10分钟，长期按摩，可改善呼吸困难、心悸等。

艾灸·用艾条温和灸治5~10分钟，一天一次，可治疗心悸、心绞痛、乳腺炎等症状。

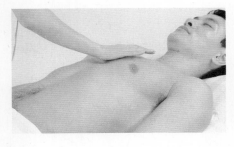

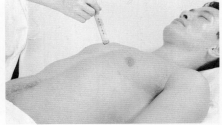

最佳穴位配伍

1.膻中配天突穴，有理气平喘的作用，治哮喘。

2.膻中配肺腧穴、丰隆穴、内关穴，治咳嗽痰喘。

3.膻中配厥阴腧穴、内关穴，有安定心神的作用，治心悸、心烦、心痛。

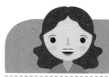

曲池穴

"曲"，隐秘、不察觉的意思；"池"，指水的围合之处、汇合之所。此穴的意思是指此处穴位的气血物质为地部之上的湿浊之气。此穴物质为手三里穴的降地之雨汽化而来，位于地之上部，性湿浊滞重，犹如雾露，为隐秘之水，名"曲池"。

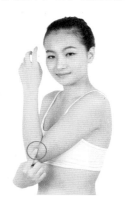

定位 肘横纹外侧端，屈肘，尺泽与肱骨外上髁连线中点。

简便取穴法 屈肘，将手肘内弯时用另一手拇指下压此处凹陷处即是。

功效主治 有清热和营、降逆活络的作用。主治发烧、咽痛、半身不遂、肩痛不举、头痛、头晕等病症。

所属经络 曲池穴属手阳明大肠经

穴位手法

按摩·用一手轻握另一手肘下，弯曲大拇指以指腹垂直按压穴位，有酸痛感，先左后右，各按压1~3分钟。

艾灸·用艾条温和灸治5~10分钟，一天一次，可治疗头痛、头晕、腹痛吐泻等病症。

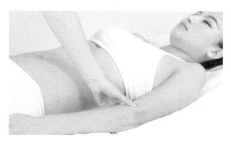

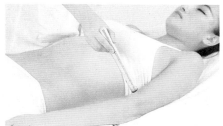

最佳穴位配伍

1.曲池配合谷穴、外关穴，有疏风解表，清热止痛作用，主治感冒发热，咽喉炎，扁桃体炎。

2.曲池配合谷穴、血海穴、委中穴、膈俞穴，有调和营卫作用，主治丹毒、荨麻疹。

3.曲池配内关穴、合谷穴、血海穴、阳陵泉穴、足三里穴、太冲穴、昆仑穴、太溪穴、阿是穴，有温阳散寒，活血止痛作用，主治血栓闭塞性脉管炎。

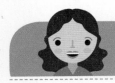

神门穴

"神"，神魂、魂魄、精神的意思；"门"，指出入之处为门。此处穴位属于心经，心藏神，因此能够治疗神志方面的疾病。治疗此处穴位，能够打开心气的郁结，使抑郁的神志得以舒畅，使心神能有所依附，所以名"神门穴"。

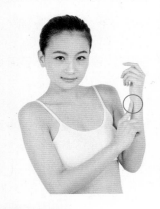

定位 腕横纹尺侧端，尺侧腕屈肌腱的桡侧凹陷处。

简便取穴法 仰掌，豌豆骨的桡侧缘，即尺侧腕屈肌腱附着于豌豆骨的桡侧，掌后横纹上。

功效主治 有安神通络的作用。主治心病、心烦、惊悸、健忘、失眠、癫狂痫、胸胁痛等病症。

所属经络 神门穴属手少阴心经。

穴位手法

按摩·弯曲大拇指，以指甲尖垂直掐按穴位，有酸胀和痛感，先左后右，各掐按3~5分钟。

艾灸·用艾条回旋灸治5~10分钟，一天一次，可治疗心病、心烦、惊悸、胸胁痛等病症。

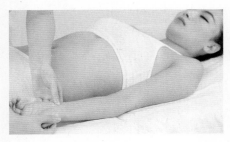

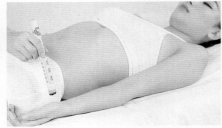

最佳穴位配伍

1.神门配内关穴、心腧穴，可治心痛。

2.神门配内关穴、三阳交穴，可治健忘、失眠。

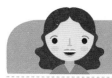

太渊穴

"太"，大并达到了极致；"渊"，深涧、深洞，此处是指穴位的形态。此处穴位在手内横纹的凹陷处，经水的流向是从地之天部流向地之地部的，就如同经水从山的顶峰流进地面深渊的底部，所以名"太渊穴"。

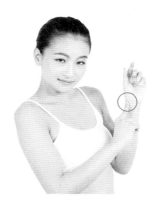

定位 腕掌侧横纹桡侧，桡动脉搏动处。

简便取穴法 手掌心朝上，腕横纹的桡侧，大拇指立起时，有大筋竖起，筋内侧凹陷处就是该穴位。

功效主治 有止咳化痰、通调血脉的作用。主治气不足、无脉症、咳嗽、支气管炎等病症。

所属经络 太渊穴属手太阴肺经。

穴位手法

按摩·弯曲大拇指，用大拇指指腹及指甲尖垂直轻轻掐按，会有酸胀的感觉，左右各1~3分钟。

艾灸·用艾条回旋灸治5~10分钟，一天一次，可治疗咳嗽、支气管炎等病症。

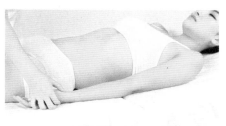

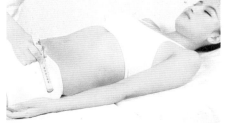

最佳穴位配伍

1.太渊配肺俞穴、尺泽穴、中府穴，可以治疗气管炎、咳嗽。

2.太渊配尺泽穴、鱼际穴、肺腧穴，可治咳嗽、咯血、胸痛。

3.太渊配人迎穴，可治无脉症。

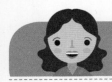

少府穴

"少"，阴的意思；"府"，府宅的意思。此穴的意思是指本穴为心经气血的聚集之处。本穴物质是少冲穴传来的高温水湿之气，到达本穴后成为聚集之状，犹如云集府宅，所以名"少府"。

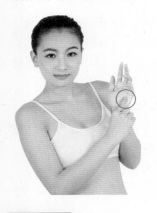

定位 在手掌面，第4、5掌骨之间，握拳时小指尖处。

简便取穴法 拇指向外，其余四指屈向掌中，小指与无名指指尖之中间与感情线交会处即是。

功效主治 有清心泻热、理气通络的作用。主治心悸、胸痛、小便不利、遗尿、阴痒痛、小指挛痛等症。

所属经络 少府穴属手少阴心经。

穴位手法

按摩·以一手四指轻握另一手背，弯曲大拇指，以指尖按压穴位，有酸胀的感觉，左右各按揉3~5分钟。

艾灸·用艾条回旋灸治5~10分钟，一天一次，可治疗心悸、胸痛、小便不利等症。

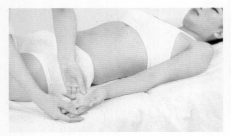
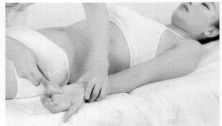

最佳穴位配伍

1.少府配心腧穴，有镇痛止痒、清心泻火的作用，主治阴肿、阴痒。

2.少府配内关穴、郄门穴，有宁神志、调心气的作用，主治悲恐善惊、心悸、胸痛、心绞痛。

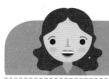

丰隆穴

"丰"，乃大的意思；"隆"，有盛的意思。为谷气隆盛之脉，"丰隆"属胃经的"络"穴，从此别走脾经，该穴处肌肉丰满隆盛，故"丰隆"。

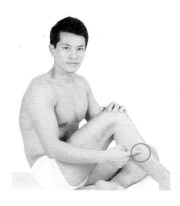

定位 位于小腿前外侧，当外踝尖上8寸，条口外，距胫骨前缘二横指（中指）。

简便取穴法 正中或仰卧，在条口穴后方一横取穴，约犊鼻与解溪的中点处。

功效主治 有健脾祛湿的作用。主治热病、咳嗽、痰多、胸闷、眩晕、下肢瘫痪等症状。

所属经络 丰隆穴属足阳明胃经。

穴位手法

按摩·用手指指腹点按3~5分钟，长期按摩，可改善胸闷、眩晕等。

艾灸·用艾条温和灸治5~10分钟，一天一次，可治疗咳嗽、痰多、胸闷等症状。

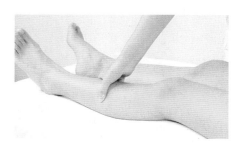
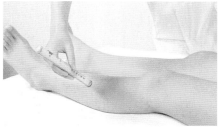

最佳穴位配伍

1. 丰隆配肺腧穴、尺泽穴，有祛痰镇咳的作用，主治咳嗽，哮喘。
2. 丰隆配照海穴、陶道穴，有涤痰醒神的作用，主治癫痫。

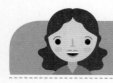

条口穴

"条"，指木之条、风；"口"，乃气血出入的门户。本穴物质为上巨虚穴传来的天之下部水湿云气，其量及范围皆大，经本穴的狭小通道下行时是快速的通行之状，如风之运行，故"条口"。

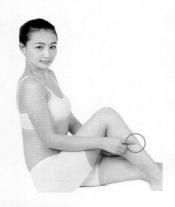

定位 位于前外侧，当犊鼻下8寸，距胫骨前缘一横指（中指）。

简便取穴法 正坐屈膝位，在犊鼻下8寸，犊鼻与下巨虚的连线上取穴。

功效主治 有调肠胃、利气、清热的作用。主治肩周炎、膝关节炎、下肢瘫痪、胃痉挛、肠炎等症状。

所属经络 条口穴属足阳明胃经。

穴位手法

按摩·用手指关节推按2~3分钟，长期按摩，可改善肩周炎、膝关节炎等。

艾灸·用艾条回旋灸治5~10分钟，一天一次，可治疗胃痉挛、肠炎等症状。

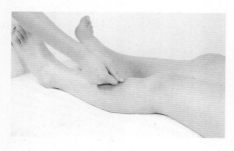

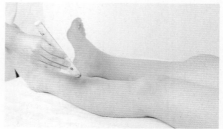

最佳穴位配伍

1.条口配足三里穴、承山穴、承筋穴，有清热凉血的作用，主治足下热，不能久立。

2.条口配肩髎穴，有舒筋活络的作用，主治肩周炎。

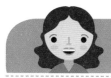

足三里穴

"足"，指足部；"三里"，指穴内物质作用的范围。指胃经气血物质在此形成较大的范围，本穴物质为犊鼻穴传来的地部经水，至本穴后，散于本穴的开阔之地，经水大量气化上行于天，形成一个较大气血场范围，如三里方圆之地故名"足三里"。

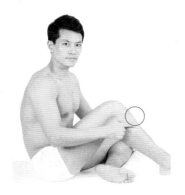

定位 犊鼻穴下3寸。

简便取穴法 屈膝呈90°，由外膝眼（犊鼻穴）往下四横指，小腿两骨之间（胫、腓骨）距颈骨约一横指处是。

功效主治 有调理脾胃、补中益气的作用。主治呕吐、腹胀、肠鸣、下肢痿痹、中风、下肢不遂等症状。

所属经络 足三里穴属足阳明胃经。

穴位手法

按摩·坐式屈膝，用大拇指的指腹推按此穴1~3分钟，先左后右，可防治肩臂肘疼痛。

刮痧·坐式屈膝，取刮痧板从外膝眼处一直刮拭至足三里，潮红发热即可。

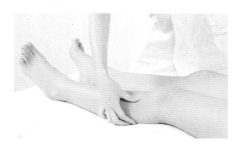

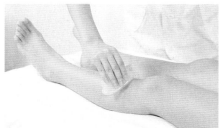

最佳穴位配伍

1.足三里配天枢穴、三阴交穴、肾腧穴、行间穴，可调理肝脾、补益气血，主治月经过多，心悸。

2.足三里配曲池穴、丰隆穴、三阴交穴，有健脾化痰的作用，主治头晕目眩。

3.足三里配中脘穴、内关穴，有和胃降逆、宽中利气的作用，主治胃脘痛。

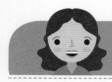

三阴交穴

"三阴"，足三阴经；"交"，交会。此穴的意思是指足部的三条阴经中气血物质在本穴交会。本穴物质有脾经提供的湿热之气，有肝经提供的水湿风气，有肾经提供的寒冷之气，三条阴经气血交会于此，故名"三阳交"。

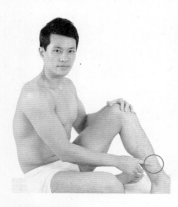

定位 内踝尖上3寸，胫骨内侧面后缘。

简便取穴法 内踝尖向上，取自己的手指4指幅宽，按压有一骨头为胫骨，胫骨后缘靠近骨边凹陷处。

功效主治 有健脾利湿，兼调肝肾的作用。主治肠鸣、腹泻、心悸、失眠、高血压、湿疹、水肿等病症。

所属经络 三阴交穴属足太阴脾经。

穴位手法

刮痧·用刮痧板在三阴交穴上自上而下的刮拭，隔天一次，每次3分钟。

艾灸·用艾条回旋灸治5~10分钟，一天一次，可治疗心悸、失眠、高血压等病症。

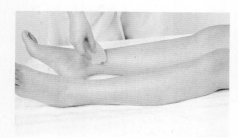

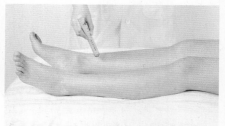

最佳穴位配伍

1.三阴交配天枢穴、合谷穴，有清热除湿，健脾和中的作用，主治小儿急性肠炎。

2.三阴交配中脘穴、内关穴、足三里穴，有活血化瘀的作用，主治血栓闭塞性脉管炎。

3.三阴交配阴陵泉穴、膀胱腧穴、中极穴，有渗变利尿的作用，主治癃闭。

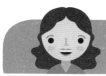

解溪穴

"解"，指散；"溪"，指地面流行的经水。本穴为丰隆穴传来的地部经水，至本穴后，因本穴通行渠道狭小，地部经水满溢而流散经外。

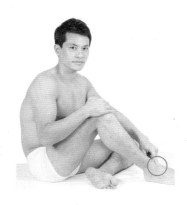

定位 位于小腿与足背交界处的横纹中央凹陷处，拇长伸肌腱与趾长伸肌腱之间。

简便取穴法 正坐平放足底或仰卧伸直下肢，解溪穴位于小腿与足背交界处的横纹中央凹陷处。

功效主治 有舒筋活络、清胃化痰、镇惊安神的作用。主治癫痫、精神病、头痛、运动系统疾病、踝关节周围组织扭、胃炎、肠炎等症状。

所属经络 解溪穴属足阳明胃经。

穴位手法

按摩·用手指指腹推按2~3分钟，长期按摩，可改善头痛、腓神经麻痹等。

艾灸·用艾条回旋灸治5~10分钟，一天一次，可治疗踝关节周围组织扭伤、胃炎、肠炎等症状。

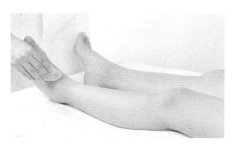
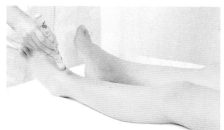

最佳穴位配伍

1. 解溪配条口穴、丘墟穴、太白穴，有通经活络止痛的作用，主治膝股肿痛，脚转筋。
2. 解溪配血海穴、商丘穴，有和胃降逆的作用，主治腹胀。
3. 解溪配商丘穴、丘墟穴、昆仑穴、太溪穴，有舒筋活络的作用，主治踝部痛。

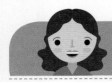

关元穴

"关"，关卡的意思；"元"，指元首、首脑的意思。下部气血上传时，在经过本穴会得到整顿，整顿后只有小部分可继续上传。故名为"关元"。

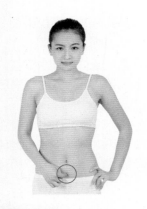

定位 位于下腹部，前正中线上，脐中下3寸。

简便取穴法 取仰卧位，在下腹部，肚脐眼下3寸，约下4横指处。

功效主治 培元固本，降浊升清；主治遗精、阳痿、遗尿、尿潴留、荨麻疹、痛经、失眠、痢疾、脱肛等。

所属经络 关元穴属任脉。

穴位手法

按摩·用手指指腹推揉2~3分钟，长期按摩，可改善痛经、失眠等。

艾灸·用艾条温和灸治5~10分钟，一天一次，可治疗荨麻疹、痛经、失眠等症状。

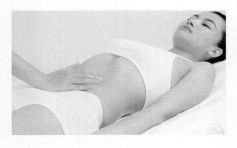

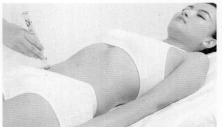

最佳穴位配伍

1.关元配足三里穴、脾腧穴、公孙穴、大肠腧穴，治里急、腹痛。

2.关元配三阴交穴、血海穴、中极穴、阴交穴，治痛经、月经不调。

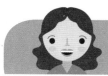

神阙穴

"神"，指的是神行、神气；"阙"，指门楼、牌坊。是指神气运行的门户，故名为"神阙"。

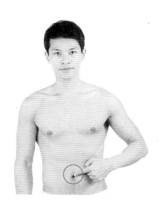

定位 位于腹中部，脐中央。

简便取穴法 取仰卧位，位于肚脐眼中央处。

功效主治 有健运脾胃、温阳固脱的作用。主治腹痛、脐周痛、四肢冰冷、脱肛、便秘、小便不利等病症。

所属经络 神阙穴属任脉。

穴位手法

按摩·用手指指尖点按2~3分钟，长期按摩，可改善四肢冰冷、脱肛等。

艾灸·用艾条温和灸治5~10分钟，一天一次，可治疗腹痛、脐周痛、便秘、小便不利等症状。

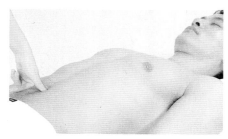 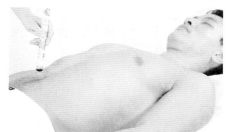

最佳穴位配伍

1.神阙配百会穴、膀胱腧穴，治脱肛。

2.神阙配关元穴，治泄泻、肠鸣腹痛。

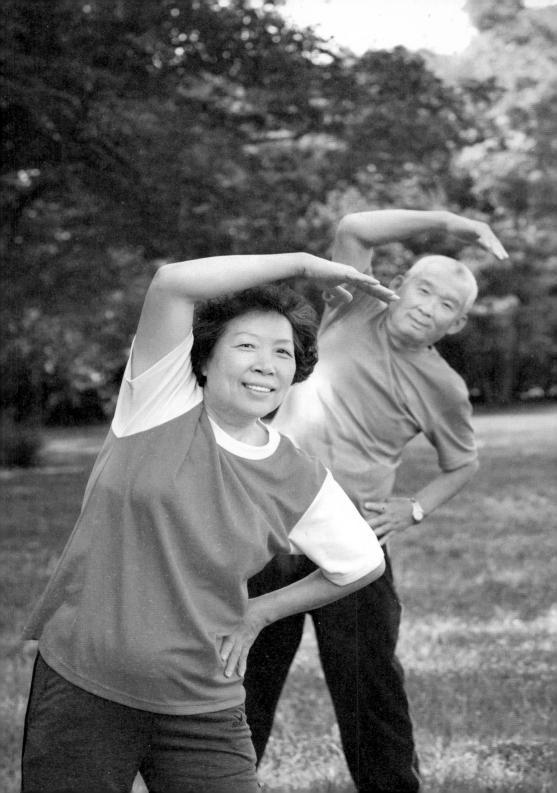

Part 7

生活防护，运动锻炼和好心情不能少

　　心脑血管疾病是心血管疾病和脑血管疾病的统称，当它逐渐演变为一种常见疾病的时候，已经严重地威胁着人类的健康了。对于未患此病的健康者而言，最重要的就是做好早期预防；预防心脑血管疾病的秘诀在于"合理膳食、适量运动、戒烟限酒、少吃食盐和心理平衡"等，做到这些，相信心脑血管疾病就会远离您。

运动需注意哪些事项

生命在于运动，运动渗透在生命中的每一个角落、每一个细胞中，血液在不停地流动着，大脑也无时无刻不在运转，即使是在睡觉的时候，我们的眼球都在做运动，这就是生命的运动意义。运动的好处对于人们来说是无穷的，对于青春期的孩子，坚持运动能够为身体健康茁壮地成长打下坚实的基础；对于青壮年能使身体功能得到完美的提升与巩固；对于老年人，身体的各个器官、循环系统都能得到很好的保养、延续，这种好处常常令他们受益一生。运动的好处就在于让我们的身体保持在健康的状态。

✚ 切勿低温迎风走

适当进行体育锻炼可预防心脑血管疾病的发生；心脑血管病患者不是不能运动，而是要适当运动，特别是尽量不要在气温较低的情况下迎风劲走或散步，因为寒冷会令人体的血管收缩，而且出汗减少，从而刺激血压上升。机体会出现交感神经兴奋、血流加快、血管的外围阻力增强，导致血压升高或血管栓塞等。此外，寒冷时人的活动量减少，脑、心肌、内脏血液灌流也因而减少，从而引发疾病，要合理安排运动时间和控制好运动量。气温较低的时候，要等太阳升起来之后再去锻炼，此时，温度回升，可避免机体突然受到寒冷刺激而发病，心脑血管疾病患者不宜晨练，因为睡眠时，人体各神经系统处于抑制状态，活力不足，晨起时突然大幅度锻炼，神经兴奋性突然增高，极易诱发心脑血管疾病。

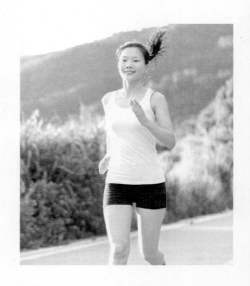

✚ 勿信饭后百步走

"饭后百步走，活到九十九"，这养生谚语已经在我国流传了千百年，但是"饭后百步走"不能光靠字面上这么理解，不能想怎么走就怎么走，医学专家指出，饭后怎么走、走多久，都有很多讲究，若方法不对，不仅达不到健身养生目的，反而还可能给身体带来不利影响，甚至有一些人压根就不适合饭后立即走动，需要休息会儿再散步，等等。

一直以来，我们对于这句古老的谚语都存在着一些误解。实际上，"饭后百步走"并非指一定要走上一百步。真正的"百步走"应该是"摆步走"，不是急行军、锻炼式的散步，而是摆动手臂，悠闲地慢慢溜达。专家提醒，"饭后百步走"最适合那些长时间伏案工作、形体较胖或胃酸过多的人。只要走上20分钟，就能促进胃肠蠕动、消化液分泌和食物的消化吸收；但是饭后百步走的"饭后"指的是一日三餐的哪一顿呢？早饭后要去上班工作，午饭后也要参加必要的活动，而晚饭后半小时慢步走，轻轻松松，对身体大有

好处，这才是"饭后百步走，活到九十九"的真正含义。

此外，从医学的角度来看，患冠心病、心绞痛的人，进食后立刻进行大运动量活动，有可能诱发心绞痛甚至心肌梗死。最好餐后1小时再散步，每次半小时，注意步速不要过快；高血压、脑动脉硬化、糖尿病患者，进食后最好静坐闭目养神10~30分钟再散步，马上散步易出现体位性低血压，导致头晕乏力，甚至昏厥。高血压患者散步时最好上身挺直，否则可能压迫胸部，影响心脏功能。走路最好前脚掌着地，不要后脚跟先落地，否则会使大脑处于不停振动中，易引起一过性头晕；患有慢性活动性胃炎、消化性溃疡的人，饭后立刻散步会增加胃肠蠕动，吃进去的食物对胃壁产生刺激，不利于胃黏膜修复；贫血、低血压的人，由于饭后大量血液都供给胃部了，散步时很容易造成脑部相对缺血，出现头昏、目眩，甚至昏厥。一般来说，这类人可选择早起散步。

老年人也不宜饭后百步走。老年人因为消化功能本来就比较差，饭后大量食物集中在胃肠内，正需

要较多的血液来帮助消化，如果此时马上来个"百步走"，势必要使一部分血液向下肢肌肉输送，胃肠供血就会明显减少，影响食物的消化吸收；对患有冠心病、高血压、动脉硬化等疾病的老年人来说，饭后更不宜立即"百步走"。因为老年人的血压在饭后一般都趋向下降，再"百步走"，就会增加心脏负荷，使心、脑供血不足，容易出现头昏、眼花、乏力、肢麻，甚至还可能突然昏厥跌倒，这就十分危险了。因此对老年人来说，饭后最好静坐休息。

✚ 运动不能急，运动量要缓慢增加

对没有运动习惯的心脏病患者，根据个人身体情况慢慢延长运动时间，以及不要一开始就剧烈运动，一般运动时长为20分钟到1小时为宜。运动前应有5~10分钟的准备活动，如四肢伸展、慢走、深呼吸等。运动时应根据个人兴趣爱好、运动环境、场地条件等多方面的因素选择最适合自己的项目，比如，附近有公园的可以选择步行、打太极等；有健身场所的可以选择游泳、慢跑等。心血管疾病患者的情况差异很大，控制强度的一个基本办法是保证没有出现心慌、胸闷、心律不齐、胸痛、上肢麻木、头晕等不适症状，运动中不能有疲惫和痛苦的感觉，运动后的身体反应能很快恢复，不影响休息和睡眠，即运动中不能出现气喘的现象。运动中出现运动过量的反应之后，应该立即停止运动，如：运动中因呼吸急促而不能自由交谈、大汗、面色苍白、心悸、不能坚持运动、运动后次日早晨感觉疲劳、心率明显加快或者减慢、血压异常、运动能力下降。

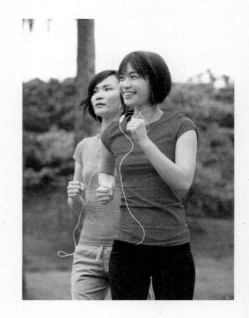

适宜做哪些运动

除了养成良好的生活习惯，专家指出，运动是生命健康的源泉，因为运动可以帮助改善大脑皮质以及皮质下血管中枢的功能状态，使血管扩张，血压降低，而且还能够增强心血管功能，延缓心脏的衰老。除此之外，经常坚持运动还能够增加冠状动脉的血流量，建立更多的侧支循环，预防心肌梗死，帮助消除过多的三酰甘油，防治动脉粥样硬化。

✚ 动动嘴、动动脚

柔软而有弹性的脚踝有助于经脉血回心，所以没事就多动动脚；闲暇时，经常做"张闭嘴"运动，最大限度地将嘴巴张开，同时伴随着深吸一口气，闭口时将气呼出，可改善脑部的血液循环，增强脑血管弹性，有利于预防中风及老年痴呆。

✚ 快步走

快步走能够增强心血管功能，使人健康长寿。快步走对于中老年人，高血压及冠心病患者而言，是一种最安全的运动项目。当人在快步走的时候，步频比慢跑快，摆臂的幅度和力量也比较大，从而增加了能量的消耗。如果能够坚持快步走，对下肢静脉扩张也有较好的疗效，因为腿部肌肉快速而有力地收缩，可以将扩张了的静脉血液压回心脏。老年人肌肉松弛，脂肪堆积也很多，关节的负担会相应地增加，如果经常练习快步走，不仅可以避免一些运动器官的劳损，而且还能够增强心血管的功能。

✚ 散步

散步是一种各个年龄阶段的人都适合的运动方式。尤其是老年人和病患者这些不适合运动强度过大的人群，选择散步这种既简单又对身体的柔韧度要求不高的运动，能够起到很好的健身效果。但也不是随便地走几步路就可以当成是一种散步的锻炼，我们这里所说的散步，是要保持全身的放松，配合均匀的呼吸，尽量保持深呼吸状态的一种运动形式。因为深呼吸可以为身体各组织器官提供充足的氧气，提高呼吸系统的功能，帮助我们促进食物的消化和吸收，还能够促使人的大脑保持在清醒的状态，使下肢矫健。经常散步，可以防治高血糖、高脂血症、高血压、冠心病、动脉硬化、卒中后遗症等心脑血管疾病，还能对骨质疏松症、颈腰椎病、肥胖症、神经衰弱、抑郁症、便秘、免疫力低下等疾病起到一定的缓解作用。一般散步时的速度以每分钟60~90步为宜，每次走20~30分钟。老年人饭后缓步徐行，每次5~10分钟，也可以舒筋骨、平血气。

✚ 踩单车

经科研人员测定，骑自行车至少能够牵动人体下肢3对关节和26对肌肉，其中以髋、膝、踝关节等有关组织收益最大。在快速骑自行车的过程中，肺通气量可由平时的4~6升/分，增加到40~42升/分。如果是在清晨进行骑自行车的运动，还能够帮助夜晚加深睡眠，使得生活规律有节奏，减少患心血管疾病的概率。骑自行车对身体健康有很多好处，最主要的是对改善心血管健康有很大帮助。研究显示，习惯骑自行车上班的人，心血管功能提高了3%~7%。骑自行车运动时要使用腿部大肌肉群，以提升心率，从而有利于改善体力和耐力。

✚ 游泳

游泳是一种耗氧量很大的运动项目，是在水上靠自力漂浮，借自身肢体的动作在水中运动前进的技能。生理学家莫尔豪斯曾经介绍过，若以时速2.2英里（即3520米）计算，则每分钟耗热量为111.6千焦。因此，游泳对心血管系统的刺激很大，锻炼效果很好。而且，比起其他的运动，游泳更适合一些直立锻炼困难的人群，比如过度肥胖症患者，如果采取跑步等方式，由于重力作用腿脚部负担过重容易导致受伤，此时游泳是更好的锻炼方式。

✚ 太极拳

太极拳是一种能够促使人的呼吸、意念与运动三者和谐统一的运动，十分注意对意、气、形、神的锻炼，有疗疾健身、修身养性、健美益智，开悟智慧、激发潜能、技击防卫的作用，达到维持健康、提升气质、提高生活质量的目的，对心脑血管疾病有着良好的治疗作用。根据调查发现，长期坚持打太极拳的50～89岁的人，血压平均为134/80毫米汞柱，大致相当于中青年人的水平，这是由于太极拳的动作比较柔和，能够使得全身的肌肉放松，有助于降低血压。高血压和冠心病患者长期坚持打太极拳能够对病情有很大的帮助。

✚ 健身操

健身操是采用较长时间、慢速度、较长距离的有氧锻炼方法，其技术特点简单、易掌握，且不受场地、器材限制，男女老少均可参加，对身体的调节能产生很大的帮助。在同一时间段内，如果进行快步走、散步以及健身操，那么，健身操所消耗的热量应该是最多的。研究发现指出，如果脑力劳动者每天做健身操30～60分钟，那么剩下的23个小时都可以使心脏得到更好的休息和保养，对心脑血管疾病也能起到一定的预防功效。

✚ 跳绳

跳绳最大的益处就是能使身体持续地活动，从而消耗大量的热量，并且能够起到培养关节灵活性和脚力的作用。除此之外，跳绳还能够增强人的心肺功能。如果在跳绳的时候还能够同时配合均匀的深呼吸，就能够在一定程度上大大地增加血液中的含氧量，保证心脑血管的健康。跳绳还是极少数具有健脑功能的运动之一，因为跳绳的时候需要我们手握绳柄，而绳柄会刺激我们拇指的穴位，从而增强脑细胞的活动。跳绳是一种全身性的运动，同时具备了预防糖尿病、高血压、高脂血症、肥胖和肌肉萎缩等病症的作用。

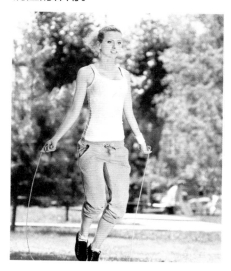

如何让心情更好

在日常生活中，我们有时会莫名其妙地心情不好，但是往往说不清道不明，更加不知道是何原因，也会出现一些负面情绪。这些负面情绪会影响我们的生活、工作与身体，接下来我们一起看一看如何针对心脑血管疾病的问题调整心情。

✚ 心脑血管疾病不可怕

学会保持良好的心情，以乐观的心态面对生活。日常生活中时常会遭遇各种不顺心的事情和意料之外的突发事件，要注意尽量避免在遇到这些事情时情绪波动过大，长时间处于紧张、焦虑、发怒等不良状态中，反应过于强烈和敏感，很容易使情绪不安定，对身体不利。如果长时间处在这种紧张和不安的情绪中，很有可能会诱发疾病，或加大患病的可能。所以，在遭遇到不顺心的事情时，应尽量选择一些自我安慰、自我调节的方法，或采取旅游的方式，以避免因情绪的过大波动而得病。尽量做到去克服一些负面的情绪，选择保持良好的心情和乐观的生活态度。

患上心脑血管疾病没有什么可怕的，其实心脑血管疾病也是可以治疗的，人到中老年患有轻度心脑血管疾病是必然的，只不过是程度问题。比如人们常说的动脉粥样硬化，年龄过半百的人有几个不是动脉粥样硬化的，血液在血管中流动好比自来水管里面的自来水通过一样，血液流经血管壁不可能不留下痕迹，尤其是血脂高、胆固醇高的人将会在血管壁上留下更多的东西。自来水流过水管内时在水管壁留下的杂质我们在日常的生活中看

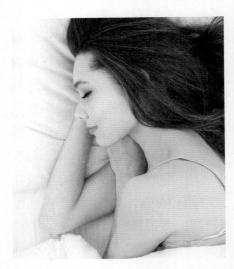

得真真切切。血管壁挂上了那么多的东西会使血管壁失去原有的弹性，势必会出现硬化。水管本来就是铁皮做的，原本就僵硬，但水管里面的沉积物、锈迹、泥沙积累一段时间后会出现一种什么现象呢？首先是出水不顺了，须清理一下了。出水不顺就如同血管流动的血液也不能完全畅流了，也需要科学治疗了。

✚ 每天笑一笑，焦虑全跑掉

有时候你笑起来是因为你高兴，有时候你笑着笑着就高兴起来了。我们通常认为微笑是喜事或喜悦的产物，可研究表明微笑本身也能够催化喜悦的心情。从提升情绪到增进感情，只要微笑就可能发生一切美妙的事情。更棒的是，微笑不要钱也不用教，随时随地就可以笑。现在就扬起嘴角看看微笑的好处吧，这可都是有科学依据的。

哪怕在你并不开心的时候，微笑也有助于提升情绪。早在1872年，达尔文就提出面部反馈响应理论，说面部表情的改变也会使情绪体验发生转变。心理学研究证实了达尔文的说法，表情不只是被心情决定，反过来也影响心情。另外，相关研究发现，微笑可以减缓心跳速率，降低感压程度，从而改变一个人的应激反应，这与这个人到底开不开心没有什么关系。与其等着周围发生点让你开心的事情，不如靠你自己笑出好心情。

✚ 每天深呼吸，烦恼全忘掉

生命是离不开呼吸的。人每分每秒都在进行呼吸运动，但是你却未必呼吸得正确。国外有一项数据研究显示，90%以上的成年人都不会有意识地调节呼吸。而据我国呼吸科专家统计，城市中有一半以上的人呼吸方式是不正确的，短浅的呼吸不仅让许多人的大脑缺氧，很容易疲惫，而且还很容易诱发多种疾病哦！你有经常采用深呼吸法吗？每天做深呼吸的好处有哪些呢？

呼吸是人类最重要的生命活动之一，一刻也离不开。呼吸既包括肺部换气，又包括气体在血液中的运输和交换。人们通常所理解的呼吸多指呼吸运动，也就是胸廓有节律地扩大和缩小，完成吸气与呼气。这能为身体提供氧气，排出二氧化碳，保证生命的正常运行。我们知道肺是体内外气体交换的主要场所，虽然肺所占的体积不大，但肺泡壁面积约有70平方米。有一位瑜伽大师曾指出，人的肺平均有两个足球那么大哦，但很多人因为呼吸太短促，使空气不能深入肺叶下端，导致换气量小，因此，大多数人一生当中只使用了肺的1/3。为了自己的身体健康，我们应该合理地使用肺，让它发挥最大的作用。

每天进行深呼吸能够有效降低血压。为什么会出现这种情况呢？主要是由于肺中含有上亿的肺泡，在平时呼吸的过程中，只有百分之八十几的肺泡进行了充分的工作，剩下的肺泡则是处于浪费的状态。如果进行深呼吸，能够令所有的肺泡都运动起来。另外，肺泡在工作的时候会产生前列腺素，深呼吸能令所有的肺泡进行工作，这样产生的前列腺素也是大大地增加。更多的前列腺素会进入血管之中，这样血管就会进行扩张，血压自然而然就会下降了。

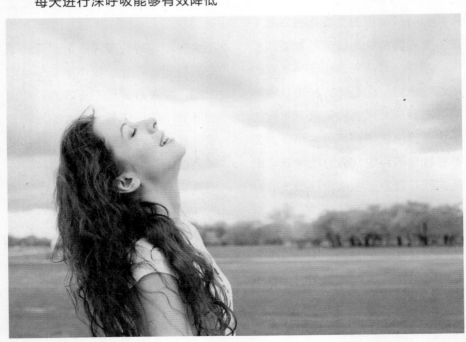

饮食需注意什么

现如今，很多人都患有心脑血管疾病，这种疾病不仅给我们的身体带来了严重的伤害，同时对于我们的日常生活也造成了很大的影响。面对这种疾病，在日常生活中做好预防工作是非常有必要的。无论是预防心脑血管疾病还是已经患有心脑血管疾病的人都要特别注意日常饮食。我们的饮食和健康有密切的联系，如果不能均衡控制自己的饮食，就会容易导致心脑血管等疾病。下面来一起看看心脑血管疾病的饮食禁忌吧。

✚ 大鱼大肉，血管变厚

想要有效预防心脑血管疾病，那么日常就应该多吃一些粗粮，这样才能够有效增加人体之中含有的纤维素以及复杂糖类，这样身体才能够更加健康。专家告诉我们，想要令身体更加健康，那么糖分的总摄取量应该保持在60%~70%到百分之七十之间。

并且我们要以植物性脂肪作为突破口，尽量少吃一些瘦肉、鸡鸭鱼肉等等，而应该多吃一些瓜果蔬菜，并且将体内的脂肪总摄取量保持在30%以下；还有就是想要有效预防心脑血管疾病，那么一定要控制每天摄取的胆固醇量，每天的摄取量应该控制在300毫克以下，并且少吃一些蛋类以及动物的内脏，这是因为蛋类以及动物脂肪中含有大量的胆固醇，而一旦血液中的脂肪酸和胆固醇超标，就很容易导致高脂血症、冠心病、高血压等疾病。

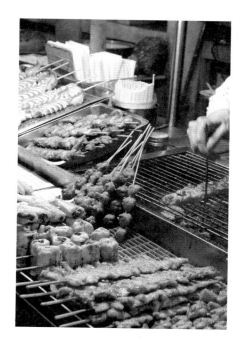

✚ 吸烟一口，健康成忧

烟能诱发冠状动脉痉挛，使冠状动脉中的血流减慢，血流量减少，血液的黏稠度增加，导致心肌缺氧，甚至引起心肌梗死。同时，吸烟还容易引起血黏度升高，造成血管壁损害，容易导致脑卒中。心脑血管疾病与吸烟的时间长短和每天吸烟的量有关。吸1支烟，心率每分钟可以增加5～20次，收缩压增加10～25毫米汞柱。因为烟叶中含有的尼古丁会兴奋中枢神经和交感神经，使心率加快，促使肾上腺释放大量儿茶酚胺，使小动脉收缩，从而导致血压升高，同时，尼古丁还能刺激血管内的化学感受器，也同样能引起高血压。所以，吸烟年龄越小，每天吸烟量越大，就越容易引发冠心病、动脉粥样硬化等疾病，而形成动脉粥样硬化的病变也越严重。

✚ 酒不离身，疾病缠身

适当饮酒有益身体健康，但过量饮酒就会对心脑血管的健康造成严重的负面影响。因为酒精中的有效成分会加速释放脂肪中的脂肪酸，进而使B脂蛋白的含量增多，能诱发脂质代谢紊乱，就会加重高脂血症状，每天酒精摄入大于50克者，发生心肌梗死的危险性增加。长期大量饮酒可使血液中血小板增加，进而导致血流调节不良、心律失常、高血压、高脂血症，使心脑血管病更容易发生。小量饮酒有益，大量饮酒有害。

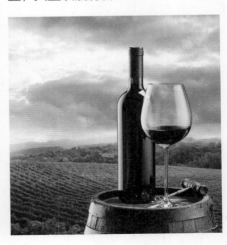

其他需注意的事项

✚ 养生同时不忘按时吃药

"是药三分毒"，这是中国人都明白的一个道理。这个道理，固然是中国民间传下来的俗话，却是常理。但是人们对于养生，有一个极其错误的误区，那就是把养生视同于药补，药物是指用于预防、治疗、诊断人的疾病，有目的地调节人的生理功能。有部分心脑血管疾病是需要每天通过服用药物来达到预防、治疗目的的，虽然养生可以颐养生命、增强体质、预防疾病，从而达到延年益寿的目的，但是已经存在的病变问题，是必须要严格遵守医师的指导，所以在养生的同时也必须要科学地治疗身体疾病。

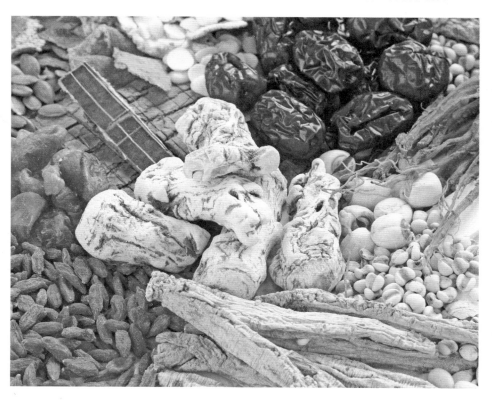

➕ 检查报告单也会错

心脏病是"无声杀手"，明明体检做心电图一切都是好的，可是为什么还是老觉得心脏不舒服，相信很多人都有过这样的体会，许多人发病前没有明显症状，心脏病发作持续时间往往很短，很难及时捕捉到发病时的心电图，等记录时有可能心脏已经恢复正常。因此，如果出现胸痛、胸闷、心悸等不适症状，哪怕常规心电图检查正常，也建议尽早到心内科做详细检查。

一般情况下做心电图检查是临床上最常用的一种诊断冠心病的方法。我们常说的心电图检查，是指人在安静状态下所做的心电图检查，也叫作常规心电图检查。据统计，通过做常规心电图检查可以使

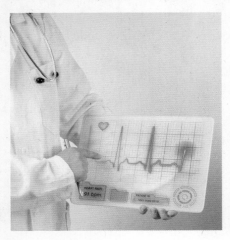

50%～65%的冠心病患者得到诊断，而对一些没有发生心绞痛的冠心病患者则难以做出诊断。这是因为人在安静的状态下，其心肌的代谢速度比较慢。即使患者有70%的冠状动脉内腔发生了狭窄，其心肌的血氧供应与需求仍能维持平衡，所以他们在做心电图检查时不会发现有明显的心肌缺血改变。另外还有一些人，虽然因为出现了胸痛而怀疑自己患有冠心病，但当他们来到医院后其胸痛的症状已经缓解了，所以他们的心电图检查结果往往也是正常的。这主要有两个方面的原因：一是这些人所出现的胸痛并不是由心肌缺血引起的；二是由心肌缺血而引发的胸痛持续的时间都较短，每次只有3～5分钟，很少超过30分钟，当患者赶到医院时其心肌的血氧供应与需求早已恢复平衡了。所以说做心电图检查结果正常的人不一定就没有冠心病。

➕ 心脑血管疾病，谨防泡脚

热水泡脚，赛吃人参。结束了一天的奔波忙碌，下班后泡个热水脚，无疑是一种享受。虽说寒冷的

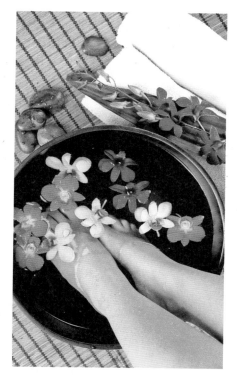

冬季用热水泡脚是一件惬意的事，但也未必人人适合，同时还要讲究科学的方法，在睡觉前泡个热水脚也是很多人的生活习惯。可是，千万不要以为泡脚对什么人都适合，专家介绍说，泡脚可以让脚迅速地暖和起来，但是水温太高会烫伤脚部皮肤，轻者会发红，重者会起水疱。如果是糖尿病患者更要注意水的温度，因为他们对温度不敏感，更容易被烫伤。因此，泡脚的热水温度最好维持在40℃左右。

此外，吃得太饱或者饥饿的时候也不宜泡脚。泡脚会加速全身血液循环，过饱会影响胃部的消化，饥饿则会导致头晕等症状，心脏病患者和低血压者要当心热水泡脚会出现晕厥。

这里需要特别注意的是，一是水温不可过高，二是泡脚时间不宜过长，因为热水泡脚后会迅速导致人体血管扩张，全身血液会由重要脏器流向体表，很容易使心脏、大脑等重要器官缺血缺氧。老年人泡脚的时间不宜超过20分钟。因为老年人整个机体的体能和体质在下降，身体相对虚弱，如果泡脚时间过长，会引起出汗、心慌等症状，还容易诱发一些疾病。

✚ 宽松衣服，有利循环

有些服装是可以遮风挡雨、让人觉得温暖的；有些服装是修饰身材、让人显得时尚的。然而也有些服装，是可以带来不少健康问题的。根据研究数据统计，上衣过紧会导致后背和肩膀甚至整个上肢疼痛，还会让呼吸不畅快，影响心肺功能；裤子过紧会由于骨盆到大腿外侧的神经受到了严重压迫，从而导致股痛(表现为刺痛、麻木和灼痛)、下肢血液循环障碍，使得四肢营养无法补充，加重心肺的负担；特别是患有心脑血管疾病的人群，穿着宽松的衣服可以使血液循环达到完全放松，使肢体更舒适，保证皮肤的呼吸通畅，促进新陈代谢的速度，还能有助于神经压力的调节、消除疲劳，放松肌肉。专家认为，常穿紧身衣服，影响皮肤进行气体交换，不利于新陈代谢。

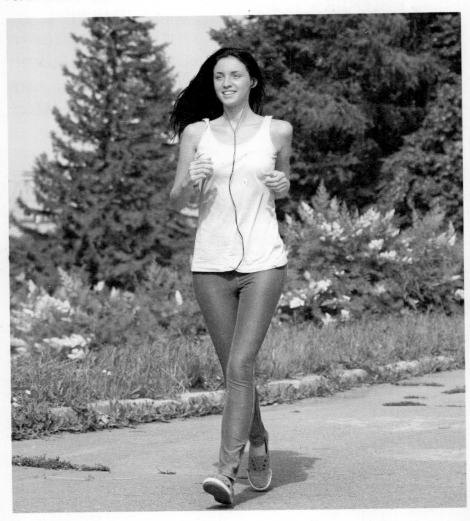